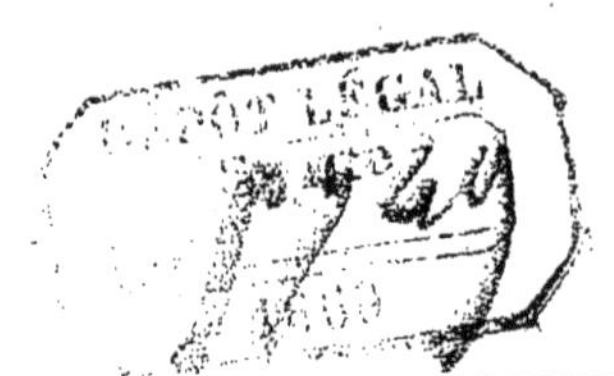

CONSIDÉRATIONS GÉNÉRALES

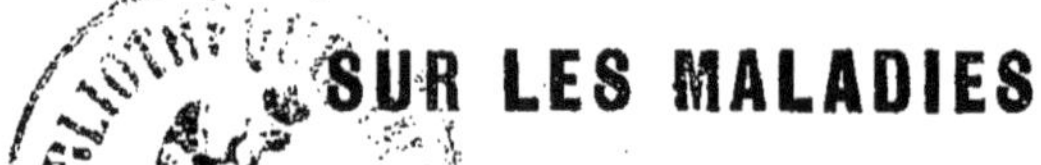

SUR LES MALADIES

DU FOIE ET DE LA RATE

PAR

LE DOCTEUR **DRASCH**

PARIS

IMPRIMÉ PAR E. THUNOT ET Cᵉ,

RUE RACINE, 26

—

1860

INTRODUCTION.

Nous entendons par maladie l'ensemble des phénomènes vitaux que nous observons chez un individu depuis le moment où le principe morbibe réagit sur le corps jusqu'à ce que la lutte entre le principe morbide et l'organisme vienne à cesser, soit par la terminaison léthale, soit par la guérison.

Tandis que nous entendons par forme de maladie un groupe de symptômes, de phénomènes se manifestant par le trouble d'un organe ou d'un système qui porte atteinte au sentiment de santé de l'individu.

Mais jamais une affection de l'organisme tout entier n'attaque tout le corps uniformément et avec la même intensité; elle prédomine toujours plus ou moins dans l'un ou l'autre organe.

De là la douleur et le trouble fonctionnel de ces organes.

Toutefois, à cause des communications sympathiques qui existent entre les différents organes, une telle affection de tout l'organisme ne peut pas prédominer dans un organe sans qu'elle réagisse consensuellement sur d'autres organes.

C'est de la sorte que se forment certains groupes d'accidents qui nous rèprésentent une forme nosologique.

Mais quel que soit le mode sous lequel apparaissent certaines formes de maladie, elles ne sont souvent que l'expression d'une seule et même affection fondamentale.

Tous les médecins admettent aujourd'hui un état morbide de l'ensemble du corps, qu'ils nomment état phlegmasique.

Cependant il n'envahit jamais toute la masse du corps uniformément, mais il prédomine visiblement dans l'une ou l'autre partie.

De là des formes nosologiques, comme des céphalalgies, des otites, des angines, des pleurésies, etc. Et toutes ces formes nosologiques peuvent en outre se multiplier, pour ainsi dire, jusqu'à l'infini, par les correspondances sympathiques des différentes parties.

On retrouve constamment le même phénomène dans toutes les affections de l'organisme entier, savoir le sentiment de l'altération de la santé.

Comme beaucoup de maladies idiopathiques arrivent à la sourdine, l'homme perd peu à peu le sentiment de bien se porter, sans qu'il se rende exactement compte de ce changement et sans qu'il s'en plaigne, car le sentiment qu'on se porte bien est très-relatif.

Toutefois, lorsqu'une affection de tout l'organisme, qu'elle soit venue subitement ou insensiblement, a atteint un certain degré d'intensité, on sent un certain malaise, les fonctions des organes peuvent encore suivre leur marche régulière, mais l'*oblectamentum vitæ* manque.

Outre le sentiment de l'altération de la santé, on observe fréquemment, mais moins généralement cependant, de l'irrégularité dans la circulation du sang.

Abstraction faite de ce que l'affection consensuelle aussi bien que la maladie essentielle se manifestent dans la plupart des cas par une excitation de la circulation du sang, et que par conséquent la fréquence du pouls ne peut pas être un caractère différentiel de ces dernières, il est évident pour tout le monde que les modifications de la circulation ne sont pas toujours dans un rapport direct avec l'intensité et la gravité de l'affection.

On nomme fièvre un état de l'ensemble de l'organisme qui se manifeste par le sentiment de l'altération de la santé, la fréquence du pouls et un changement de la température du corps.

Cependant dans certaines maladies cérébrales graves et

dans les affections abdominales différentes, le pouls et la température du corps dévient quelquefois très-peu de l'état normal, tandis que chez des femmes dont le corps est très-irritable, le pouls est souvent très-fréquent, sans qu'il y ait un malaise sérieux.

Dans le corps vivant la propriété qu'ont les divers organes d'être irrités par des stimulants généraux, internes ou externes, à une fonctionnalité plus grande ou irrégulière, est très-différente. Chez l'un cette irritabilité se porte sur le cerveau, chez un autre sur le cœur ou le foie, chez un troisième sur la circulation du sang.

De même qu'un homme bien portant pourrait prendre beaucoup de médicaments sans que sa santé en fût sensiblement altérée, de même dans beaucoup d'affections l'organisme n'est pas sensiblement troublé par l'emploi de médicaments inutiles, bien entendu s'ils n'exercent pas une action délétère sur l'organe essentiellement atteint.

Cela nous explique ce fait bizarre que les médecins emploient souvent contre la même maladie une médication diamétralement opposée : l'un prétend avoir guéri la maladie par les saignées et les sangsues, un autre par le vin et l'éther, un troisième par les émétiques et les purgatifs.

Entre guérir et traiter une maladie, il y a une grande différence.

L'idée de guérir une maladie implique celle d'abréger sa durée ; l'idée du traitement médical a quelque chose d'indéterminé.

Si l'on avait laissé de côté l'idée de la fièvre pour chercher des médicaments agissant sur l'organisme malade et sur l'affection des organes, la médecine y aurait gagné et serait plus avancée qu'elle ne l'est.

On se sert du mot « fièvre » comme on emploie dans la vie

ordinaire un grand nombre d'expressions auxquelles ne se rattachent pour l'esprit que des idées vagues, nullement claires et précises.

Il y a des hommes sérieusement malades, présentant des lésions visiblement graves, sans que le cœur et le système artériel soient consensuellement atteints d'une manière sensible.

Chez d'autres individus on observe que, pendant une indisposition, le pouls est plus intermittent et plus lent qu'à l'état de santé parfaite.

Quelquefois il existe des signes par lesquels nous pouvons distinctement reconnaître l'affection d'un organe; d'autres fois ces signes sont moins distincts, et enfin il se peut qu'il n'y en ait pas du tout. Ce que nous voyons, ce ne sont souvent que des accidents consensuels qui présentent parfois beaucoup de variété sans nous indiquer l'organe primitivement atteint.

Il y a des cas où nous pouvons voir de nos yeux, toucher de nos mains l'affection d'un organe; cependant ce que nous voyons, ce que nous touchons n'est qu'une affection consensuelle; la maladie primitive nous échappe.

A l'aide des connaissances qu'il a de l'organisme, et par les moyens que mettent à sa disposition les sciences auxiliaires de l'art, le médecin éloigne les causes morbifiques matérielles qui existent dans le corps, qu'elles viennent du corps lui-même ou du dehors, mais de manière à troubler le mécanisme du corps aussi peu que possible, afin qu'en tous cas, s'il s'était trompé dans son diagnostie, il ne mette pas en danger le salut ou la vie du malade.

Nous savons par expérience qu'il y a dans la nature des médicaments qui guérissent des organes malades.

Le comment de la guérison est au delà des limites des connaissances de l'homme. Par conséquent il n'est pas raisonnable de ranger les médicaments en catégories qui doivent indiquer le genre de leur action.

Nous ne pouvons déterminer que d'une manière approximative l'essence de la maladie ; il en est de même du rapport qui existe entre la maladie et cette partie de la matière extérieure que nous nommons médicament, c'est-à-dire que nous ne pouvons en avoir qu'une idée impropre, relative.

Voilà pourquoi notre mode de traitement consiste en une méthode qui est basée exclusivement sur l'action curative directe des médicaments, et qui déduit, des faits isolés que nous apprend l'expérience, des lois purement expérimentales et générales, le seul et unique guide qu'elle nous donne pour notre médication.

Maintenant, si le perfectionnement de notre art doit être cherché dans les limites modestes de ce que nous pouvons connaître à peu près, alors notre manière d'agir est la bonne; si au contraire il faut la chercher dans les régions idéales, alors l'empirisme rationnel est dans le vrai chemin.

Nous suivons une méthode exclusivement expérimentale, et nous avons renoncé à la thérapeutique sophistique, comme ne nous étant d'aucun secours au lit du malade, sans que nous ayons cherché pour cela à nous faire des prosélytes.

Il me semble que tout le monde admet pour vérité ce que par son intelligence il reconnaît pour vrai ; et si nous regardons telle chose pour vraie plutôt que telle autre, cela dépend du développement propre à notre intelligence, et ce développement dépend à son tour de dispositions naturelles, de l'éducation, de la société que nous fréquentons, du temps dans lequel nous vivons et de tant d'autres éventualités.

Il n'est donc pas raisonnable de se disputer avec quelqu'un sur ce qui est vrai.

De même qu'il y a des affinités entre les corps, de même il y a des affinités qu'on ne peut s'expliquer entre les esprits ou les intelligences; sans se connaître ils se repoussent en ennemis ou s'attirent comme amis. Cette affinité ne dépend pas du plus ou du moins d'intelligence des individus. Si elle en dépendait, alors l'opinion d'un homme d'esprit devrait être partagée par tous les grands esprits, sans exception, et ne serait une erreur que pour les hommes bornés. Mais l'expérience nous montre bien souvent le contraire. Une foule d'hommes bornés regardent souvent l'opinion d'un grand esprit comme vraie, qui, aux yeux d'autres hommes intelligents, passe pour être une erreur.

Attendre des applaudissements de la part d'une intelligence qui n'a pas d'affinité avec la vôtre, c'est demander l'impossible.

Si à l'aide de certains médicaments nous parvenons à amender ou à guérir des formes déterminées de maladies, nous sommes obligés de croire à l'efficacité et à l'action curative de ces médicaments; car nous devons croire que la vie est réelle, puisque nous avons la conscience que nous vivons. Mais ce que c'est que la vie, nous ne le savons pas.

Nous ignorons le comment de l'action médicatrice, le système capillaire qui va à travers tout le corps en traversant les différents organes étant un pays inconnu pour nous. Nous savons, toutefois, que c'est par ce tissu primitif qu'a lieu la nutrition, la réparation de ce qui a été consommé, la sécrétion des matériaux qui sont nécessaires à la vie, ainsi que l'accroissement des diverses parties qui constituent le corps.

Ces fonctions impriment pour ainsi dire au corps un cachet organique; et comme nous ne sommes pas exactement renseignés sur la structure de ce laboratoire mystérieux, nous sommes forcés d'avouer que nos connaissances anatomiques et physiologiques sont très-minimes, et qu'elles n'ont donné jusqu'ici que peu ou pas d'indications à la thérapeutique; il est même probable que ce sera la thérapeutique qui viendra dans l'avenir au secours de la physiologie.

Qu'il y aît des médicaments qui calment l'activité maladive du cœur, qui ramènent l'état morbide de la muqueuse à l'état normal, c'est là un fait connu de tous les médecins; car l'effet que produisent les médicaments se manifeste par la guérison des organes.

Tandis que sur la question de savoir si un médicament agit comme tonique, comme débilitant, comme excitant, comme antispasmodique, comme ranimant, comme anesthésiant, comme rafraîchissant, comme échauffant, comme calmant, il y a désaccord complet entre les médecins.

De tous temps les médecins ont diversement expliqué les médicaments et les effets qu'ils produisent ; les pharmacologistes et les thérapeutistes les ont divisés en certaines catégories d'après des séries individuelles théoriques.

Aussi longtemps qu'on ne rendra pas justice à ce sentiment pratique, à ce sens artistique, à ce don inné d'observation, à à ce quelque chose qu'on ne peut définir, la médecine ne pourra faire de progrès. Voilà comment il se fait que des médecins instruits, ayant des connaissances étendues et variées, sont souvent débordés par de simples empiristes, à la honte de leur profession.

L'esprit de comparaison, le don d'observation et la prudence, voilà les qualités caractéristiques du médecin qui se fraye son chemin *proprio marte*, tandis que d'autres, qui veulent conquérir le public par la force avec leurs armes scolastiques et académiques, arrivent rarement au but.

Il y a des auteurs qui prétendent que les médecins se trompent relativement à l'effet que produisent leurs médicaments. Mais on ne peut pas se figurer l'action curative d'un médicament. Les malades eux-mêmes nous font descendre des régions poétiques pour nous ramener à la simple réalité.

Le médecin peut bien s'imaginer qu'il a guéri un cas donné de maladie par un médicament tonique, antispasmodique ; mais souvent cela ne se passe ainsi que dans son imagination. Pour l'un ceci est phlegmasique qui pour l'autre est spasmodique.

Peu nous importent ces faits imaginaires, ce qui nous intéresse c'est purement et simplement l'effet que produisent les médicaments; et personne ne mettra en doute qu'on ne puisse le reconnaître, à moins qu'on ne rejette toute la médecine comme une chimère.

Nous connaissons la maladie uniquement par le rapport direct et certain qui existe entre elle et le médicament.

Nous avons quatre moyens à notre disposition pour arriver à la connaissance des maladies, savoir : la recherche des causes morbifiques, l'observation des phénomènes morbides, l'observation de la constitution épidémique et l'observation de l'action salutaire ou nuisible des médicaments.

On n'arrive pas toujours par les phénomènes morbides à connaître l'organe primitivement atteint.

Ce qui n'était qu'une conjecture devient une probabilité lorsque pendant plusieurs années on a observé et étudié la sympathie réciproque qui existe entre les différents organes, et cette probabilité se change malheureusement assez souvent en certitude pour le médecin intelligent par suite de l'expérience qu'il acquiert au lit du malade.

Il n'est pas rare que ce soit juste l'organe primitivement atteint qui présente le moins de troubles fonctionnels ; ce sont ordinairement les affections consensuelles d'autres organes qui se révèlent tout d'abord par des spmptômes bien tranchés.

Si par conséquent nous accordons trop de valeur comme moyen de diagnostic aux phénomènes morbides que nous observons, nous pouvons tomber dans des erreurs très-graves. C'est dans cette loi empirique que réside la difficulté pour ainsi dire insurmontable de donner une description exacte de l'affection par laquelle la maladie a débuté dans un organe.

Si l'on voulait indiquer tous les phénomènes sympathiques qui accompagnent une maladie, il faudrait pour chacune en énumérer des masses, dont un grand nombre peuvent tantôt exister ou tantôt manquer dans des cas semblables. Et toute cette masse de phénomènes morbides se confondent avec ceux primitivement atteints et leur ressemblent tellement qu'en faisant une description exacte de toutes les affections primitives des organes on aurait une compilation qui ne serait d'aucune utilité pour la pratique et qui, loin de nous servir de guide, ne ferait que nous embrouiller.

Nous pouvons multiplier jusqu'à l'infini ces descriptions minitieuses des affections primitives sporadiques et épidémiques des organes sans qu'il en résulte un avantage réel pour la pratique.

Les affections primitives des divers organes peuvent se manifester uniquement par des affections consensuelles d'autres organes. Les phénomènes morbides ne nous conduisent pas directement à la connaissance de la maladie, ils nous indiquent quelquefois les traces d'une voie que nous devons suivre avec circonspection, si nous voulons arriver à connaître la maladie elle-même.

Pour ce qui regarde l'anamnèse, il y a surtout deux points qui méritent de fixer notre attention dans les maladies chroniques.

Premièrement l'époque à laquelle a commencé la maladie.

Beaucoup de maladies chroniques ont pour cause une épidémie qui atteint l'organe, à l'époque où elle régnait, sans que les personnes aient eu alors la fièvre ou aient été forcées de garder le lit. Insensiblement et sous le masque trompeur de phénomènes consensuels très-variés, les affections sont devenues de véritables maladies de certains organes et les phénomènes sympathiques sont encore tellement prédominants que personne ne pourra, par les symptômes qu'on observe à cette époque, avoir le moindre soupçon de l'organe primitivement atteint.

En faisant attention à l'époque d'invasion et aux affections épidémiques qui régnaient alors, nous trouvons une indication qui nous mènera bien plus sûrement à la connaissance de l'organe primitivement atteint que par les phénomènes morbides qui ne font que nous induire en erreur.

En deuxième lieu il importe, pour parvenir à trouver l'organe qui était atteint le premier, de bien se renseigrer si dans la famille du malade il n'y a pas quelque affection héréditaire; car les affections des organes aiment assez se transmettre par hérédité, c'est-à-dire pas les affections elles-mêmes, mais les prédispositions de l'organe à ces affections.

On ne peut pas déterminer l'époque à laquelle un organe qui, par hérédité, est prédisposé à contracter une affection, devient réellement malade, et l'invasion de l'agent morbifique est si peu sensible que le malade lui-même ne s'en aperçoit pas.

Mais il y a ceci d'à peu près certain que, par une prédisposition héréditaire, l'affection d'un organe apparaît dans un âge moins avancé que pour les affections acquises.

On remarque que lorsque l'hérédité provient seulement de l'un des parents, plusieurs enfants, bien entendu s'il y en a plusieurs, sont épargnés par l'affection. Mais quand l'hérédité est commune aux parents, alors gare aux enfants.

Quelquefois à l'époque de la plus tendre enfance un accident quelconque, auquel on ne fait pas attention alors, a pu déposer dans l'organisme le germe de l'affection. Mais si l'on insistait chez tous les malades indistinctement à se renseigner sur ces éventualités, qui sont possibles, mais rares, on perdrait facilement son prestige.

L'énumération minutieuse de tous les phénomènes de l'affection d'un organe qui règne à une certaine époque est tout à fait inutile, car d'ordinaire ces phénomènes sont si variables et diffèrent tellement dans les divers corps que, si on les rangeait dans certaines classes pour mieux les retenir ou les revoir, non-seulement on ne rendrait pas le diagnostic de cette maladie plus facile aux médecins pour le cas où elle viendrait à reparaître, bien au contraire cela ne leur créerait qu'une difficulté de plus, parce que cette maladie pourrait alors se présenter avec d'autres phénomènes morbides, tout en ayant le même organe pour siége.

Il faut seulement noter son caractère le plus frappant pour le cas où elle reparaîtrait sous le masque de phénomènes morbides tout à fait differents ; cela nous faciliterait à reconnaître la forme et l'essence de la maladie.

Ce souvenir nous indiquerait une possibilité que la nouvelle maladie, chez laquelle nous reconnaîtrions un tel caractère, est une maladie du même organe et de la même espèce que celle-là.

Remarquons encore en passant que les influences inconnues qu'exercent sur les hommes les affections épidémiques ne forcent qu'un certain nombre d'entre eux à s'aliter.

Chez la plupart, l'organe est si peu profondément, si modérément affecté, que les diverses fonctions en sont peu troublées, et que ces individus ne se sentent pour ainsi dire pas indisposés.

Dans quelques cas la nature, par son action salutaire, fait disparaître avec le temps les petites anomalies qui ont pu s'établir ; mais dans d'autres cas ces anomalies, qui étaient d'abord imperceptibles, deviennent peu à peu plus grandes et se changent, après un temps plus ou moins long, en maladies chroniques qui sont difficiles à guérir ou tout à fait incurables.

Dans de pareilles affections des organes, qui auparavant étaient inappréciables ou peu prononcées, se trouve le germe de la mort de beaucoup d'hommes, et je crois même que c'est là qu'il faut chercher la cause principale de la mortalité anticipée de l'espèce humaine.

De tout temps, maintenant comme anciennement, beaucoup d'intelligences sont viciées par l'enseignement ; car l'élève ne pouvant juger par lui-même les choses qu'il doit apprendre, se résigne humblement à apprendre des mots au lieu d'acquérir des idées.

Sans doute son bon sens se révolte souvent contre ce rôle mesquin qu'on lui impose en ne lui donnant à digérer que des mots vides d'idées ; mais l'école à laquelle il fait ses études étant si dogmatique, il met le peu de discernement de son esprit sur le compte de son ignorance et se flatte de l'espoir que par la suite tout s'éclaircira.

C'est ainsi qu'avec le temps il se bourre la tête de plus en plus de mots latins, qui ne lui donnent pas d'idées.

Les idées ne viennent pas trouver les mots ; après les avoir répétés longtemps machinalement, il s'imagine à la fin lui-même qu'il y a ajouté des idées, et lorsque arrivé à la majorité médicale, il se soumet lui-même à un examen consciencieux, il est désagréablement surpris en trouvant que tout son savoir ne comprend pour la plupart que des mots.

La pratique ne doit pas se baser sur la théorie, mais au contraire la théorie sur la pratique. Et cela ne peut se faire que si l'enseignement et l'exercice de l'art se réunissent pour ne faire qu'un seul tout inséparable.

Il est un fait constaté par l'histoire que, depuis Hippocrate et même avant lui déjà, on a créé un nombre immense de théories qu'on a dû rejeter comme n'ayant aucune valeur pour l'art, soit que les médecins aient créé leurs théories pour se faire un nom célèbre, pour fonder une école à part, pour entraîner des esprits moins avantageusement doués dans un labyrinthe de conclusions trompeuses et éloigner ainsi la médecine de plus en plus du terme de la perfection qu'elle peut atteindre.

Soit qu'ils aient créé leurs théories, parce qu'il leur semblait que dans leur tête germait l'idée du type d'une médecine vraiment rationnelle, et c'est poussés par cette force spirituelle irrésistible qu'ils ont établi leurs théories. Tout ce qui naît dans l'esprit humain doit voir le jour tôt ou tard.

Les chaînes scolastiques que portent les médecins dans leur jeunesse les empêchent, même lorsqu'ils n'en sentent plus le poids, de se frayer eux-mêmes une voie à part.

La voie des hypothèses est large, mais le chemin qui conduit à une médecine claire est étroit, et il y en a peu qui le prennent. Le mystérieux stimule la curiosité d'hommes avides de recherches qui souvent n'ont pas de résultat bien net.

La maladie met l'homme dans un rapport tout nouveau avec le monde extérieur, ce qui ne peut certes pas échapper à l'observateur attentif.

Ainsi la température de l'air, par exemple, agit d'une façon visiblement différente sur l'homme malade que sur l'homme sain.

A une température où celui-ci est en transpiration, celui-là aura froid.

Des mets que l'homme bien portant mange avec plaisir dégoûtent le malade.

Des boissons dont l'homme bien portant se régale, le malade les prend en horreur, et s'il veut se forcer à les avaler, cela lui fait mal.

Mais ce ne sont pas seulement la température, les aliments et les boissons qui réagissent d'une façon différente sur le malade, il en est de même des impressions psychiques.

Celles qui touchent à peine l'homme bien portant peuvent mettre le malade en colère, et réciproquement le malade peut rester indifférent lorsque l'homme bien portant est agréablement ou désagréablement impressionné.

Ce changement de rapport est surtout remarquable chez les agonisants, c'est-à-dire chez ceux qui sont en possession de leurs facultés mentales ; car nous ne pouvons pas parler de ceux qui ont perdu toute conscience.

Quand toute la famille, les enfants et l'époux, comme les amis du mourant, sont plongés dans une tristesse profonde et ne peuvent retenir leurs larmes, le mourant, lui, reste indifférent et ne verse pas une seule larme.

Évidemment c'est là une preuve frappante de ce changement de rapports entre le corps malade et le monde extérieur, car s'il n'en était pas ainsi, le mourant, même dans le cas où il serait résigné à la mort, resterait toujours homme, et les doléances ainsi que les larmes que versent devant lui des êtres chéris devraient le toucher.

La maladie peut apporter un tel changement au rapport

qui existe entre le corps malade et le monde extérieur (et les médicaments, par conséquent), qu'on ne peut établir aucune règle fixe quant aux doses auxquelles il faut prescrire un médicament.

L'action des médicaments dépend de la constitution épidémique.

Maintenant un médicament guérit bientôt et d'une manière bien appréciable l'organe malade sur lequel nous le faisons agir, dans tous les cas qui se présentent, à de rares exceptions près.

Dans six mois ou plus tôt encore le même médicament ne produit plus le même effet dans une maladie en apparence pareille à la première.

A présent c'est un autre médicament que nous voyons présenter cette action curative rapide et appréciable.

On doit même changer les doses d'un seul et même médicament, car si dans ce moment on donne la dose entière d'un médicament avec un succès en général bien appréciable, après quelque temps on ne réussira qu'avec le quart de cette dose, quoique la maladie semble être la même.

Par conséquent on est en contradiction avec l'expérience, quand on parle sans réserve de l'action constante des médicaments, celle-ci dépendant manifestement et le plus souvent de la constitution épidémique.

Nous devons donc étudier la nature et la maladie régnante par la voie de l'observation elle-même, car tout en entassant description sur description nous n'avançons guère, car la constitution épidémique, qui imprime les nuances les plus variées à la maladie, varie continuellement.

Le but de l'art est de trouver le médicament qui guérisse la maladie, mais souvent il faut beaucoup de temps pour le trouver, mais dès qu'il est trouvé, nous le voyons agir avec rapidité.

Une maladie dont nous ne pouvons nous expliquer la nature, parce que nous ne savons quel médicament nous devons employer, peut être connue d'un autre médecin qui connaît le médicament qu'il faut lui opposer.

Il faut donc être très-circonspect à déclarer une maladie incurable, et celui qui a la prétention d'être un médecin savant et judicieux ne doit pas perdre de vue que dans le monde médico-pratique on fait souvent usage de choses que les livres ne mentionnent pas.

GÉNÉRALITÉS

SUR LES MALADIES DU FOIE.

Il est probable que le goût amer que l'on constate dans les affections du foie et dans les fièvres bilieuses est produit par la bile qui est résorbée par le foie malade, et qui, au moyen de la grande circulation, est portée jusque dans la cavité buccale où elle se dépose ; de sorte que ce n'est pas la bile qui s'est épanchée dans l'estomac et le canal intestinal, mais plutôt celle qui est retenue dans le foie qui est la cause matérielle de ce goût amer.

Dans beaucoup de cas de jaunisse où il n'y a pas une goutte de bile dans le canal intestinal et où la matière fécale est tout à fait incolore, les malades se plaignent d'un goût amer insupportable, et dans les fièvres hépatiques où l'estomac et le canal intestinal regorgent d'une bile âcre irritante, le goût amer manque quelquefois complétement.

On ne peut pas s'expliquer comment il se fait que tantôt la bile résorbée se dépose à l'intérieur de la bouche et y produit ce goût amer, et tantôt elle se dépose dans la peau et y provoque des démangeaisons et de la cuisson, comme on le constate quelquefois dans les jaunisses et les fièvres hépatiques.

La langue présentant une coloration d'un rouge propre, l'estomac peut regorger de bile âcre. Ce fait était déjà connu des anciens médecins.

Lorsque après avoir donné un ou deux vomitifs la langue s'est chargée, le vomitif n'a fait qu'empirer la maladie.

On croit souvent que la coloration jaune ou d'un jaune brun que présente la face de certains hommes leur est naturellement propre.

Si nous rencontrons des hommes auxquels nous connaissons un teint blanc et bonne mine, avec une coloration jaune et brune, cela nous indique que l'organe sécréteur de la bile est plus ou moins fortement atteint, et dans ces affections les sujets peuvent continuer à ne pas se sentir indisposés, les digestions sont bonnes, et il se peut même qu'ils aient de l'embonpoint. Certainement il n'est pas sûr que le trouble dans la sécrétion bilieuse soit une affection primitive du foie ; cela peut aussi être une pléthore abdominale qui se manifeste par ce trouble fonctionnel dans la sécrétion de la bile.

Quoi qu'il en soit, il est toujours bon de ne pas perdre de vue le foie, et de ne pas faire attention à ce que le malade ou ses amis nous disent que cette coloration jaune ou brune que l'on observe chez lui est la coloration habituelle de sa face.

La matière fécale est souvent noire comme du charbon à la suite d'une gastrorrhagie, et elle répand, comme on sait, une odeur cadavérique insupportable, sans que le sujet ait la fièvre ou présente des symptômes morbides. Mais lorsque cette coloration noire provient de toute autre cause que l'on ne connaît pas encore, et non d'une hémorrhagie de l'intestin, la matière fécale est sans odeur.

On constate cette odeur dans des métamorphoses très-développées du foie. Les excréments noirs produits par la gangrène se distinguent par l'ensemble des symtômes propres à cet état.

Que l'hydrothorax est dans beaucoup de cas la suite d'affections chroniques du foie et de la rate, c'est un fait que nous observons tous les jours.

Comme les affections du foie et de la rate produisent une toux consensuelle, des crachements de sang et de l'asthme, on conçoit facilement qu'elles puissent engendrer pareillement une disproportion entre les vaisseaux afférents et efférents de la plèvre.

Il y a un mal très-désagréable qui est assez commun, et dont les individus qui sont atteints d'une affection chronique du foie accidentelle ou congéniale ont surtout à se plaindre, ce sont des pustules qui s'ouvrent brusquement à la face interne des ailes du nez ou sur la cloison des fosses nasales. On distingue aisément ces pustules des efflorescences syphilitiques, en ce que celles-ci sont plus sèches et violacées.

Il est certain que dans les affections cérébrales les organes abdominaux sont atteints symptomatiquement. Mais cette affection consensuelle des parties abdominales réagit quelquefois d'une manière hostile sur le cerveau, et augmente le trouble des facultés intellectuelles. qui diminue souvent si par des remèdes spécifiques on parvient à ramener les organes abdominaux à leur état normal.

C'est un fait connu que les buveurs, et surtout ceux qui prennent de l'eau-de-vie le matin pour chasser les envies de vomir, se plaignent de catarrhes chroniques de l'estomac.

Mais le catarrhe chronique, qui est un produit symptomatique du foie gras des buveurs, ne peut être guéri que par des médicaments qui agissent sur le foie, et non par ceux qui agissent sur l'estomac.

Dans les maladies du foie, et surtout dans celles qui sont accompagnées d'une affection hémorrhoïdale, on voit apparaître des catarrhes sous les formes les plus variées.

Les catarrhes chroniques consensuels de la muqueuse du nez, et surtout ceux du sinus frontal produisent des maux de tête sourds et très-désagréables et même de la myopie.

Il n'est pas rare de voir apparaître des catarrhes des amygdales et de l'arrière-bouche comme expression secondaire d'une affection du foie.

Il est facile de comprendre que les coqueluches sont des affections consensuelles du nerf sympathique, car souvent, par suite d'une frayeur que le malade a eue, ou d'une joie qu'il a éprouvée, ou par suite d'autres influences psychiques, on voit tout à coup la maladie disparaître comme par enchantement.

La coqueluche n'est pas une affection des poumons, cela résulte de ce fait que, même dans le cas où cette affection dure très longtemps, il est excessivement rare qu'il y ait formation de tubercules, seulement le plus souvent des tubercules qui existaient déjà auparavant commencent à se développer. Il est plus fréquent de voir apparaître une affection abdominale comme suite d'une coqueluche.

Souvent le foie est atteint consensuellement, la coloration de la face devient sale, le ventre se dilate et présente même d'ordinaire une grande tension, la rate aussi est atteinte consensuellement, et comme elle est dans un rapport intime avec les reins, il se peut très-bien dans ces cas que la sécrétion de l'urine soit troublée, il en résulte une ascite et une hydropisie des pieds.

Par une médication agissant sur ces affections secondaires on prévient les suites fâcheuses de la coqueluche, mais on ne la guérit pas.

Je dirai encore un mot en passant des vomissements de sang qui se présentent si fréquemment dans la coqueluche comme symptômes d'une affection abdominale, et que l'on traite avec tant de succès par les médicaments qui agissent sur les organes abdominaux.

Qui ne connaît pas les affections secondaires du foie et de la rate que l'on voit survenir après une dyssenterie. La dyssenterie provenant d'une affection de l'organisme tout entier qui prédomine dans l'intestin gros, peut, même lorsque l'affection générale est venue à cesser, persister dans cet organe comme une simple affection du gros intestin sous la forme d'une constipation, et dans le foie sous la forme d'une jaunisse et d'une hypertrophie.

Dans le traitement du rhumatisme il faut toujours faire attention à la nature de la maladie que nous avons devant nous.

Les affections du foie, des reins et du cerveau produisent

facilement des rhumatismes symptomatiques, et ils sont assez perfides pour se manifester seulement par des douleurs rhumatismales.

Les affections de l'intestin sont rarement des maladies idiopathiques. Ordinairement ce sont des symptômes de maladies générales, ou elles sont produites par l'action réflexe des organes d'assimilation voisins.

A la suite de calculs biliaires, nous voyons surgir les affections intestinales les plus diverses. L'affection de l'organe primitivement atteint se manifeste précisément très-peu par les symptômes qui lui sont propres, lorsque ces affections secondaires sont dans toute leur intensité, ce qui nous empêche de porter notre attention sur l'affection idiopathique qui les a produites.

Quand, par exemple, il y a de la diarrhée ou des coliques provenant d'une affection du foie, nous constatons très-peu de douleurs dans l'hypochondre droit.

Dans les affections douloureuses du foie, d'une origine très-récente, on constate déjà une tension si forte sur le côté droit du ventre, qu'on pourrait la prendre pour une induration des intestins.

Néanmoins, ce n'est qu'une affection consensuelle résultant de la contraction morbide des fibres musculaires abdominales sur le côté où se trouve l'organe malade.

De même que les affections des muscles abdominaux provoquent des affections consensuelles, violentes et douloureuses des intestins, de même l'état morbide des intestins réagit consensuellement sur les muscles abdominaux.

Il y a des hommes qui ont des calculs biliaires sans qu'ils se sentent indisposés, de même, il y a des hommes chez lesquels le foie a déjà subi une métamorphose très-considérable et qui pourtant n'en sont pas beaucoup incommodés. D'autres peuvent avoir des maladies consensuelles de diverses espèces, auxquelles on donne des noms différents, sans que l'on connaisse l'affection primitive.

La nature n'a pas franchement limité les divers états morbides d'un organe. Cependant on peut toujours reconnaître les formes les plus distinctes, par certains phénomènes déterminés.

Les granulations du foie se manifestent quelquefois par des excréments grisâtres, faiblement colorés et très-peu fétides comme dans la jaunisse et par l'absence complète de tous les autres phénomènes que l'on observe dans la jaunisse.

La peau reste blanche et ne présente pas de coloration sale, l'urine est d'un jaune de paille comme à l'état normal.

Toutefois cette affection du foie est rare.

C'est un fait connu de tous les médecins, que la maladie du foie, qui se manifeste dans sa forme la plus parfaite comme un ictère, présente des degrés qui vont jusqu'à l'infini, où dans la vie commune, et d'après la classification scientifique on ne le nomme plus ictère. Mais le degré le plus bas de cet état morbide se manifeste encore par une urine légèrement colorée, et sur la peau et principalement sur la face par une coloration plus ou moins sale.

Mais comme les excréments blancs, dans les cas ci-dessus cités, démontrent d'une façon incontestable qu'il n'y a plus d'épanchement de la bile dans le canal intestinal, l'absence totale de traces ictériques, prouve d'une manière non moins évidente qu'ici la bile sécrétée n'a pas été empêchée de s'épancher dans le duodénum, mais que l'organe qui sépare du sang les matériaux de la bile est lui-même malade et que, s'il n'y a pas de bile, elle n'a pas pu être résorbée, se déposer sur la peau et être rejetée par l'urine.

Lorsqu'il s'agit de cette forme de la maladie, c'est surtout la face inférieure et la substance la plus interne du foie qui sont plus atteintes que le reste de l'organe.

Que la bile sécrétée soit empêchée de fluer dans le duodénum ou que le contraire ait lieu, c'est-à-dire, qu'il y ait sécrétion en très-grande quantité et écoulement de la bile dans le canal intestinal, nous avons là deux formes de maladie. La première sera un ictère pour le médecin et la deuxième une fièvre bilieuse, une colique biliaire, des vomissements, de la diarrhée.

Pour ce qui regarde la toux hépatique symptomatique, il est à remarquer que les malades supportent très-bien la fumée du tabac. Les malades aussi bien que les médecins en sont souvent surpris. Il y a même beaucoup de malades qui, dans des violents accès de toux, sont soulagés par la fumée du tabac. Dans des cas plus rares on rencontre des phthisies pulmonaires chroniques qui présentent la même particularité.

Les maladies du foie sont accompagnées d'affections intestinales symptomatiques qui présentent les caractères de la dyssenterie, savoir de la fièvre, des maux de ventre, de la constipation, évacuation de mucosités sanguinolentes, des vomissements, mais ce n'est qu'une pseudo-dyssenterie hépatique.

Il faut encore remarquer que toutes les affections consensuelles peuvent devenir des maladies idiopathiques, essentielles.

L'organe idiopathiquement malade peut produire dans un autre organe une affection symptomatique.

L'affection consensuelle augmentant peu à peu d'intensité, devient idiopathique, et l'organe qui était primitivement et principalement malade revient à son état normal.

Nous voyons la nature opérer de ces guérisons par antagonisme, soit d'une manière parfaite, soit d'une manière imparfaite. C'est pour cette raison que les pathologico-anatomistes devraient aussi s'occuper de médecine pratique, pour ne pas indiquer un organe visiblement modifié comme le siége primitif d'une maladie, tandis qu'en réalité c'est un autre organe qui était atteint le premier.

Lorsque nous observons sur la voûte palatine et sur le voile du palais d'un malade, une coloration pâle, presque sale, cela nous indique que probablement, chez ce malade, l'assimilation est vicieuse, ce qui provient d'une affection abdominale. Ce caractère pathologique est accompagné, le plus souvent, sur le palais et les amygdales, de phénomènes sous-inflammatoires qui persistent longtemps.

Dans quelques affections abdominales, les malades sont incommodés, une heure après le repas, par des accès d'affections intestinales très-variées, qui sont douloureuses et spasmodiques, souvent seulement par un sentiment de brûlure dans la région épigastrique.

Quand ces accidents surviennent à peu près à la même heure, ils proviennent d'une fermentation acide des aliments, il est clair que les produits des organes d'assimilation sont dans un état vicieux.

Dans ces circonstances, les antispasmodiques et les toniques ne réussissent guère; il faut employer les médicaments qui agissent sur le foyer de la sécrétion biliaire.

J'ai déjà remarqué, que les douleurs sciatiques sont quelquefois une affection idiopathique des nerfs, et qu'en outre il n'est pas rare qu'elles dépendent, comme affection symptomatique, d'une affection abdominale qui les a précédées; sans cela la guérison, par des médicaments qui agissent sur le ventre, deviendrait impossible, ce qui arrive cependant si souvent.

Chose curieuse et digne de remarque, les hommes sont plus souvent sujets aux douleurs sciatiques que les femmes, et ces douleurs se portent plutôt sur le pied gauche que sur le pied droit.

La prétendue subinflammation des poumons qui accompagnerait les fièvres biliaires n'est qu'un fait imaginaire. On guérit ces états morbides mieux et plus rapidement par des médicaments qui agissent sur le foie que par ceux qui agissent sur les poumons.

On voit de temps en temps des états morbides aigus du foie avec la toux et des crachats jaunâtres régner épidémiquement.

Il y a des hémorrhagies de l'utérus qui sont consécutives à des affections du foie. Les maladies utérines que l'on guérit par des médicaments agissant sur le foie sont très-nombreuses.

Avant tout il est prudent, pour toutes les douleurs abdominales, qu'on les nomme crampes de l'estomac ou coliques, de bien faire attention, lorsque les douleurs diminuent, à la région qui reste la dernière endolorie, c'est là que se trouve l'organe qui était malade le premier.

Combien de fois ne voit-on pas traiter à tort les coliques intestinales dans les calculs biliaires par des médicaments agissant sur les intestins ?

Une sensation spéciale peu intense, étrange, qui persiste après la colique dans la région de la vésicule biliaire, confirme en quelque sorte notre manière de voir.

Chez les personnes qui ont des calculs biliaires, on observe alternativement des diarrhées chroniques, de la toux avec expectoration, une coloration jaune sale de la face, de l'œdème des pieds jusqu'à la cheville, et un amaigrissement général. Dans les accès spasmodiques, les douleurs dans l'épigastre deviennent tellement fortes que les malades tombent presque en syncope ; dans l'épigastre il y a une contraction spasmodique, qui, au toucher, se révèle comme une induration du ventre ; il y a des vomituritions, de la diminution dans la sécrétion de l'urine ; l'urine est trouble et foncée ; la peau présente une coloration ictérique. Le corps est très-sensible, et la moindre agitation provoque un nouvel accès.

Il se peut que la quantité de la bile qui s'est écoulée dans le duodénum ne soit pas très-considérable, mais que cette sécrétion se trouve profondément modifiée, et que par l'altération des propriétés chimiques la bile produise dans le canal intestinal des accidents gastriques très-intenses.

Si après avoir réduit ces accidents la saveur amère ne disparaît pas en même temps avec l'affection intestinale, c'est là un indice assez sûr que l'accident en question ne provient pas de la bile qui s'est écoulée en trop grande quantité dans le canal intestinal, mais de la bile qui était retenue dans les voies biliaires et qui a été résorbée et s'est déposée sur la langue.

Dans de tels cas les symptômes secondaires seuls de la maladie du foie ont été éloignés ; le foie est resté malade dans ses éléments, et il faut agir directement sur sa substance.

Nous croyons pouvoir admettre, relativement aux agents atmosphériques et terrestres, qui exercent une action délétère sur les hommes sans que nous les connaissions, que, dans les deux tiers des cas les hommes qui ont été atteints par ces agents continuent, tout en se plaignant de maux divers, à vaquer à leurs affaires et ne gardent pas le lit, et que dans l'autre tiers, où la maladie apparaît comme une affection aiguë, elle couvait le plus souvent, depuis un temps plus ou moins long, dans le corps, sans qu'il y ait eu de la fièvre. Voilà pourquoi quelques-uns guérissent dans très-peu de jours, tandis que chez d'autres la guérison se fait attendre deux semaines et même plus.

Cela nous explique encore pourquoi des hommes qui ont eu la fièvre par contagion épidémique guérissent plus tôt que d'autres où il n'y avait pas de contagion; car si dans le premier cas la matière a couvé quinze et tout au plus dix-huit jours dans le corps des malades, elle peut mettre trois ou quatre fois plus de temps dans l'autre cas, où il n'y a pas eu d'infection épidémique, avant de faire éruption.

J'ai mal à l'estomac, j'ai mal au cœur, voilà les formules dont on se sert d'ordinaire pour accuser une indisposition quelconque du bas-ventre. Mais en allant au fond des choses, nous trouvons que celui ci a une maladie de foie, un autre une affection de la rate ou seulement une affection hémorrhoïdale.

L'estomac est le bouc émissaire sur lequel on charge les affections de tous les autres organes. Les affections de l'estomac, que l'on désigne du nom général de maux d'estomac, et qui, depuis le malaise le plus léger jusqu'aux crampes les plus violentes, présentent des degrés innombrables. sont presque toujours d'une nature consensuelle et ne peuvent être guéries que par la guérison radicale de l'organe qui était le premier atteint et qui les a produites.

On parvient à les réduire, mais seulement pour quelque temps, par l'emploi des médicaments stupéfiants et spiritueux, en les donnant à de fortes doses.

L'inappétence après les maladies ne provient que rarement de l'estomac, c'est plutôt un indice que la maladie principale n'a pas encore complétement disparu.

Des troubles de la digestion peuvent avoir lieu même lorsque la faim est très-intense, et qui se révèlent souvent au malade par des sensations qu'il ne range pas dans la catégorie des douleurs. Ces troubles se manifestent par de la pyrosis, par des rapports de l'estomac, qui sont encore très-rarement des affections primitives de l'estomac, mais fréquemment un indice de lésions du foie et du système de la veine-porte, et on est plus sûr de les guérir en agissant sur le foie qu'en agissant sur l'estomac.

Les maladies du foie produisent des points de côté, de la toux avec des crachements de sang et des phénomènes ictériques. Il faut traiter ces maladies comme des maladies du foie et non comme des maladies de poitrine; sans cela le travail morbide pleurétique, qui n'était que symptomatique, pourrait bien produire une maladie idiopathique du poumon.

Nous sommes tentés de croire que la toux symptomatique est devenue une affection idiopathique lorsque la fièvre ayant disparu, ainsi que les douleurs à la poitrine, et le malade se sentant guéri, il reste encore un peu de toux, quelque faible qu'elle soit.

Dans des cas où, par le travail morbide symptomatique du poumon, il y a déjà eu formation de tubercules, on trouvera que la dernière trace de toux ne veut pas disparaître entièrement; que les sueurs nocturnes, s'il y en avait déjà, viennent à cesser, mais qu'elles font de temps en temps mine de vouloir revenir; que les pulsations sont moins fréquentes, mais qu'il y a toujours un peu d'irritation qui persiste. Le malade peut avoir meilleure mine, et néanmoins nous ne serons pas sûrs quelle sera la terminaison de la maladie.

Dans le traitement de la pleurésie symptomatique il faut tâcher, et c'est là le principal, qu'il ne reste pas la moindre trace de l'affection du poumon et de la fièvre.

Certes, je ne doute nullement que dans beaucoup de cas la nature éloigne, sans le secours de l'art, ces derniers indices de l'état morbide que l'on nomme vulgairement « un reste de faiblesse. »

Aussi longtemps que le malade ne se sent pas parfaitement guéri, il faut continuer le traitement, même dans le cas où il n'y aurait plus de symptômes morbides jusqu'à ce que « ce reste de faiblesse » ait tout à fait disparu, et alors seulement nous pouvons dire que le malade est guéri et bien guéri, et qu'il n'y a plus rien à craindre de la maladie aiguë qui a tout à fait cessé.

Tantôt un organe devient tout à coup malade; tantôt la maladie vient à la sourdine, et nous surprend tellement que même les personnes qui ont un soin extrême de leur corps ne la soupçonnent pas.

Dans chaque organe les maladies peuvent naître ainsi et se développer, sans réagir d'une manière délétère, sensible sur le sentiment de la santé.

Enfin lorsque ceci arrive, c'est-à-dire qu'elle réagit sur la santé générale, l'art n'est quelquefois plus à même de la guérir dans le sens propre du mot.

Souvent la prétendue guérison a servi tout simplement à diminuer l'intensité de l'affection de l'organe, et à calmer l'organisme entier qui a été atteint consensuellement.

Il y a des causes très-variées qui peuvent augmenter ainsi dans un temps souvent très-court l'intensité d'une ancienne affection d'un organe dont le malade n'avait pas conscience, de manière à réagir consensuellement sur tout l'organisme et à produire le sentiment propre de l'état maladif.

On observe que, par la colère ou la frayeur, par une incertitude prolongée, qui tantôt nous donne de l'inquiétude et tantôt de l'espoir, des affections chroniques du foie et de la rate peuvent non-seulement devenir appréciables, mais encore devenir tellement rebelles qu'on a de la peine à les calmer.

Par des écarts de régime et par l'habitude de manger et de boire avec intempérance, des affections du foie et de la rate, qui étaient restées latentes, peuvent tout à coup augmenter d'intensité et devenir appréciables.

On voit quelquefois à la suite de secousses mécaniques des calculs biliaires qui jusque-là étaient restés à l'état latent, et dont le sujet ignorait complétement l'existence, exercer tout à coup une réaction tellement violente sur lui qu'ils le mettent en danger de mort.

Enfin, remarquons encore qu'outre l'action délétère qu'exercent sur l'économie les agents externes qui nous sont connus, les affections sourdes des organes deviennent plus intenses uniquement par le temps.

Ces progrès se font insensiblement, sans que le sujet se sente pour ainsi dire malade et sans que l'affection présente un groupe de symptômes auquel on puisse donner un nom nosologique; cela dure quelquefois dix, vingt ans.

Les hémorrhoïdes sont dans presque dans tous les cas, mais

pas toujours, un signe de pléthore de ce système. Ainsi le sang peut se porter en excès sur le rectum et apparaître comme une tumeur hémorrhoïdale, sans que pour cela on puisse conclure avec certitude à une pléthore de tout le système de la veine-porte.

Les phénomènes morbides que l'on voit survenir à la suite d'une pléthore du système veineux abdominal sont très-variés.

En première ligne vient l'hypochondrie ; viennent ensuite des vertiges, l'inflammation chronique des amgydales et du palais, une fermentation acide dans l'estomac, de la toux, des catarrhes nasaux fréquents, même des crachements de sang, de la gêne dans l'émission des urines, des douleurs dans l'articulation scapulo-humérale, des coliques, des spasmes de l'estomac, surtout pendant la digestion, des douleurs sciatiques, de l'impuissance chez l'homme et une lascivité très-grande. Tous ces phénomènes ont la plus grande analogie avec les symptômes que l'on observe dans les maladies du foie.

Combien de personnes ne voyons-nous pas être délivrées par une fluxion hémorrhoïdale sanguinolente des maladies abdominales et d'autres affections protogéniques, qui n'avaient jamais de véritables congestions hémorrhoïdales et qui avaient avalé toutes sortes de médicaments par lesquels leurs souffrances étaient même devenues plus fortes.

En outre on attache évidemment une trop grande importance aux écarts de régime. Lorsque seul les aliments et les boissons ont provoqué une affection abdominale et une affection pneumonique qui en dérive, le remède est facile à trouver. Ce qui est beaucoup plus grave ce sont les affections de la substance interne, de la partie convexe du foie, produites par des influences que nous ne connaissons pas, qui ne se manifestent que par une augmentation de la sécrétion de la bile ou par une modification des propriétés de la bile sécrétée, mais trop souvent uniquement par une affection pneumonique consensuelle.

Ce n'est qu'en comparant plusieurs de ces cas à des époques différentes de la maladie qu'on arrive à avoir une idée exacte de ces sortes de pseudo-pneumonies. D'ailleurs, ce sont juste les affections du foie ci-dessus mentionnées qui présentent le plus souvent des phénomènes de ce genre.

Si d'un autre côté elles réagissent consensuellement sur les intestins en y produisant des coliques, elles peuvent de même réagir sur le poumon et la plèvre et y provoquer des accidents pneumoniques. Ces accidents consensuels peuvent même alterner chez le même sujet.

Alors elles constituent les pneumonies dont on dit qu'elles sont consécutives à des coliques.

Souvent il est difficile de distinguer une maladie de foie, de la rate ou de l'estomac d'une affection hémorrhoïdale. qui ne s'est pas encore bien déclarée. Lorsque les malades se plaignent d'accidents morbides du foie qui au bout de quelques jours viennent à disparaître, puis de maux d'estomac alternant avec des douleurs dans les reins, qui ensuite se jettent sur la vessie et font éprouver au malade un sentiment de pesanteur à la tête, et que ce cycle de symptômes se présente plusieurs fois, nous pouvons avec raison conclure à une congestion hémorrhoïdale qui se jette tantôt sur un organe tantôt sur un autre.

Il est à remarquer que les congestions hémorrhoïdales accompagnent dans la plupart des cas les maladies des organes abdominaux et qu'elles se produisent très-souvent à la suite des maladies abdominales qui ont une durée prolongée.

Dans quelques affections du foie et de la rate, les tumeurs hémorrhoïdales sont un accident secondaire et n'indiquent nullement une pléthore abdominale.

La circulation du sang se trouve gênée par l'imperméabilité des organes abdominaux et l'accumulation du sang dans les veines hémorrhoïdales si vastes en est la suite mécanique.

Tout ce qui affaiblit la digestion, diminue aussi l'activité des intestins et entrave la fonction de sécrétion de tous les organes voisins d'assimilation.

La paresse des intestins peut être générale et s'étendre sur tout le canal intestinal ou elle peut être limitée au gros intestin seul.

Des douleurs rhumastimales, des ophthalmies, de la mélancolie, de l'hypochondrie, de l'hystérie, peuvent survenir, on le sait, comme accidents d'une affection abdominale primitive. Ce serait une erreur de croire que dans ces cas on n'a affaire qu'à une petite quantité de bile altérée, qu'il suffirait d'éloigner de la région abdominale pour guérir le malade.

Il n'y a aucun doute que ces rhumatismes et ces ophthalmies consensuels peuvent être guéris par des médicaments qui agissent sur les intestins. Souvent dans la pratique on prend ces maladies pour des affections essentielles et on les traite par des moyens locaux ; quelquefois ce traitement réussit, mais dans la plupart des cas on l'emploie pendant longtemps sans le moindre succès.

A des époques où règnent des maladies du foie, il n'est pas rare de les voir apparaître sous la forme trompeuse de pleurésies que l'on attaque par des saignées.

Par les saignées on change l'état aigu en état chronique et cet avantage n'est certes pas très-grand.

Les femmes enceintes se plaignent souvent pendant la deuxième époque de la grossesse et même pendant tout le temps que dure la grossesse, de maux de ventre et surtout d'aigreurs dans l'estomac et les intestins.

Parfois ce sentiment désagréable de brûlure et de corrosion dans l'estomac disparaît immédiatement après l'accouchement avec les autres malaises dont les femmes se plaignent; mais comme tout l intestin est encore rempli d'acide, le nouveau-né en souffre, cela lui donne de la diarrhée avec des matières alvines vertes et des coliques.

En traitant bien la mère, l'enfant guérit de lui-même.

Lorsque les femmes enceintes souffrent du foie et de la rate, nous observons chez elles des tuméfactions œdémateuses, elles ont des vertiges, elles sont très languissantes et éprouvent des douleurs vagues dans les pieds et dans tout le corps.

Dans cet acide que contient l'intestin de la mère se trouve trop souvent la cause matérielle des maladies des enfants.

La diarrhée des enfants, qui souvent devient épidémique

pendant l'état, est dans la plupart des cas une maladie du foie, sans cela on ne pourrait pas la faire disparaître si souvent par des médicaments qui agissent sur le foie.

Le foie est l'organe qui chez les enfants devient le plus fréquemment malade dans la première période de la vie ; et après vient la trentième année, à partir de laquelle il est certain que l'apparition des affections hémorrhoïdales contribue aussi beaucoup au développement des maladies du foie.

DES MALADIES DE LA RATE

SOUS LE POINT DE VUE SYMPTOMATOLOGIQUE.

La rate est rarement douloureuse en proportion avec le foie et lorsqu'elle le devient, c'est un malaise sourd qui se fait sentir dans les différents points de l'hypochondre gauche. Mais c'est aussi sur ces points que se manifestent les symptômes consensuels d'une affection du foie.

Lorsque les malades couchent de préférence sur le côté gauche et qu'il leur est impossible de se coucher sur le côté droit sans ressentir des douleurs, cela indique en quelque sorte une affection de la rate.

Mais les sujets chez lesquels la rate est gravement atteinte ainsi que ceux chez lesquels la portion postérieure du foie est très-malade sont forcés de se coucher sur le dos et ne peuvent se coucher sur le côté gauche, sans que cela leur fasse mal.

Si maintenant nous prenons en considération que la rate n'est pas un organe excréteur ou secréteur et qu'elle ne peut pas présenter des symptômes se rattachant à un trouble fonctionnel de ce genre, si nous observons en outre que dans les affections de la rate les conduits biliaires sont toujours atteints consensuellement, et que l'urine y est colorée comme dans les maladies biliaires, que les produits de l'assimilation se trouvent modifiés dans leurs propriétés et qu'une pléthore abdominale présente quelquefois la forme d'une affection douloureuse de la rate, il devient évident qu'il est excessivement rare que nous arrivions directement et par des phénomènes positifs à reconnaître une affection de la rate; bien entendu si cet organe ne présente pas une augmentation considérable de volume.

Voici les accidents consensuels que produit une affection de la rate : des maux d'estomac, souvent les malades ont une toux violente qui parfois devient suffoquante, l'acte de la respiration est pénible et accompagné de douleurs, quelquefois les malades se plaignent de diarrhées chroniques, mais plus souvent de constipation, il y a trouble consensuel dans la fonction des reins et souvent de l'hydropisie qui en dépend.

Les hydropisies qui ne trouvent pas leur raison d'être dans un autre état morbide du corps proviennent souvent des affections de la rate.

Chez les femmes l'affection de la rate réagit sur la matrice, tantôt en suspendant la menstruation, tantôt en causant des hémorrhagies et plus souvent des fleurs blanches.

Des fièvres aiguës d'une nature consensuelle, beaucoup de fièvres intermittentes ne sont que des accidents d'une affection de la rate.

Voici les principaux symptômes qui caractérisent les affections de la rate. La peau est d'un brun sale, livide, présentant des taches que l'on nomme taches hépatiques et que l'on devrait plutôt nommer taches spléniques. Tout le système musculaire est d'une grande paresse, il y a alternativement de la somnolence et de l'insomnie, de la lassitude; le matin le malade se trouve dans un état moral nerveux, morose, hypochondriaque.

Immédiatement après les repas, ils éprouvent un sentiment de plénitude et leur pouls est très fréquent, de sorte que beaucoup de ces malades sont forcés de se coucher après avoir mangé à cause de cette réplétion du ventre et de la faiblesse qu'ils ressentent dans les lombes.

Ceux qui sont malades de la rate, ont aussi très-fréquemment des soupirs involontaires, comme les individus qui sont malades du foie.

On observe encore, dans les affections de la rate, de la mélancolie qui accompagne constamment l'état anémique et la turgescence veineuse; souvent aussi un faux embonpoint, qui provient de l'excès du sang veineux et de l'épanchement insensible de l'eau dans la masse du corps.

Les malades éprouvent aussi un sentiment de pesanteur, par suite de l'arrêt de la fonction d'assimilation et on les prend souvent pour des hypochondriaques, lorsque la coloration de la face ne se trouve pas encore très-modifiée.

On sait que les affections douloureuses de la rate sont accompagnées d'accidents consensuels, spasmodiques, hystériques et hypochondriaques.

Les maladies de la rate sont des accidents morbides en partie douloureux, en partie indolores, tantôt on les reconnaît distinctement, tantôt d'une manière vague, mais rarement on les reconnaît au moyen de symptômes idiopathiques, le plus souvent par des symptômes consensuels.

Lorsque la percussion nous donne un son mat, l'état morbide est déjà avancé et très-appréciable.

L'asthme et sa recrudescence nocturne que l'on observe dans les fièvres intermittentes qui récidivent souvent, sont encore des accidents consensuels, qui proviennent de la rate, et ils ne sont que trop souvent attribués à un état emphysémateux de la partie supérieure ou à une infiltration œdémateuse de la partie inférieure et postérieure des poumons.

Voici les signes caractéristiques, qui ne laissent aucun doute sur l'existence d'une maladie de la rate :

Des douleurs qui se manifestent à la région où se trouve l'organe à l'état normal ;

Matité du son dans une plus grande étendue, lorsqu'on percute cette région ;

Une augmentation de volume ou une induration de la rate, tellement considérables qu'elles deviennent appréciables au toucher.

Lorsque le malade se plaint d'une tension dans l'hypochondre gauche, qui bientôt se change en une douleur passagère, peu intense, sourde, et ensuite d'un asthme désagréable qui s'y joint, on a encore affaire à une affection de la rate.

Un point de côté fugace qui se fait sentir de temps à autre à l'hypochondre gauche, chez des individus qui sont atteints d'une toux chronique, est un symptôme qui n'a pas une grande valeur, mais lorsqu'il se présente, avant la toux et à plusieurs reprises, il acquiert une grande importance, s'il n'y a pas d'autres symptômes indiquant une maladie du foie et qu'il n'existe pas de raisons qui nous fassent admettre une affection idiopathique du poumon.

La fièvre intermittente disparaît, non-seulement par l'emploi de remèdes, mais encore et fréquemment d'elle-même, sans que le sujet se sente réellement bien portant après.

Quelquefois la nature seule remet les rouages de la machine humaine en mouvement.

Dans la plupart des cas, persiste un état morbide qui traîne et se transforme en toutes sortes de formes de maladies chroniques, surtout en maladies de la rate avec hydropisie consécutive,

Qui ne connaît les suites funestes des maladies de la rate consécutives à des fièvres intermittentes chez les militaires qui sont campés dans des contrées marécageuses ?

C'est un fait digne de remarquer, qu'avec des indurations et des augmentations de volume, bien appréciables et considérables des organes, le sentiment de la santé peut persister et que les individus continuent à mener joyeuse vie.

Ils se sont probablement peu à peu habitués à des sensations légèrement désagréables, qui n'exercent plus sur eux cette réaction perturbatrice qu'elles exerceraient, sans aucun doute, sur un homme bien portant.

De même que le foie peut devenir malade, sans que les malades deviennent ictériques, de même que le cerveau peut devenir malade, sans qu'il y ait trouble dans les facultés intellectuelles, de même que les reins peuvent être atteints, sans que des signes appréciables nous indiquent l'organe malade, de même aussi la rate peut devenir malade, sans que l'affection présente à nos sens des indices certains qui ne laissent plus de doute sur sa nature.

Souvent il n'y a que la disproportion qui existe entre les vaisseaux afférents et efférents de la région de la rate qui fixe notre attention, disproportion qui se manifeste par le gonflement des pieds et d'autres phénomèmes hydropiques.

Un indice, qui nous sert à reconnaître une affection de la rate et qui cependant n'est pas constant, c'est l'absence presque totale de l'acide urique dans l'urine et l'alcalinité de cette urine.

Lorsque après avoir plongé du papier de tournesol préalablement rougi par de l'acide acétique faible, nous le voyons redevenir bleu comme il l'était avant que nous l'ayons rougi, nous pouvons à peu près être sûrs que la rate est malade, il se peut qu'il y ait encore d'autres affections, mais dans tous les cas, la rate doit aussi être malade.

Les vomissements de sang sont ordinairement la suite d'affections chroniques de la rate, rarement du foie.

C'est un fait exceptionnel de voir des individus, qui pendant longtemps accusaient des douleurs dans l'hypochondre gauche, résistant à tous les remèdes employés, être pris tout à coup de vomissements de sang, qui font disparaître ces douleurs.

Dans beaucoup de cas, les vomissements de sang font beaucoup de bien au malade.

La face est altérée, les extrémités sont froides, le pouls est irrégulier, petit, souvent on le sent à peine, parfois il y a même des syncopes, tels sont les phénomènes qui accompagnent l'acte de l'épanchement du sang qui se fait dans l'estomac, et cependant, souvent ce n'est là qu'une tentative de la nature pour venir en aide à l'organisme malade, afin de le guérir en éloignant des matériaux nuisibles à la santé.

Des individus qui se plaignent depuis longtemps de douleurs dans l'hypochondre gauche, accusant une tension telle dans cette région, qu'ils y supportent à peine la moindre pression, le contact d'une ceinture par exemple, peuvent tôt ou tard être pris de vomissements de sang.

A cause de l'analogie qui existe entre les phénomènes morbides des maladies de la rate et ceux que présentent les affections des reins, nous croyons devoir donner quelques détails sur les maladies de cet organe.

L'appareil urinaire, comme tous les organes du corps humain, devient malade idiopathiquement ou consensuellement.

Ainsi, nous avons vu que lorsque les reins sont atteints consécutivement à une affection du foie ou de la rate et qu'ils produisent une hydropisie, on ne peut guérir cette hydropisie ni par les diurétiques; ni par les purgatifs, mais par des médicaments agissant sur le foie ou sur la rate.

Il se peut de même qu'une affection générale de l'organisme prédomine dans les reins, augmente ou diminue la sécrétion de l'urine, et produise une hydropisie ou une polyurie.

Voici les symptômes généraux avec lesquels apparaissent les maladies des reins :

De la céphalalgie périodique d'un côté, de la toux avec expectoration, des accidents asthmatiques, un malaise constant, que l'on ne peut pas faire disparaître par l'emploi des médicaments qui agissent sur l'estomac, des vomiturititions réelles, des douleurs intestinales plus ou moins intenses, du ténesme, de l'hydropisie abdominale et générale, des douleurs dans l'*éminence thénar* des pieds et dans les talons.

Souvent dans les affections du rein, les malades n'éprouvent pas de douleurs pendant l'émission des urines, quelquefois l'urine est d'un brun foncé, d'autres fois elle est seulement trouble, visqueuse ou graisseuse et dans d'autres cas, elle ne diffère nullement, ni par sa coloration, ni par ses propriétés, de l'urine normale.

De là, il résulte que, si dans beaucoup de cas, il est facile de reconnaître les affections primaires des reins, cela peut aussi quelquefois devenir très-difficile.

La diminution dans la sécrétion des urines présente divers degrés.

Lorsque cette diminution est considérable on n'a pas de peine à diagnostiquer une hydropisie.

Lorsque la diminution est minime, les malades semblent devenir plus gras, et leur respiration est un peu plus courte, on ne sent pas encore de fluctuation dans le ventre, et on ne produit pas de fossettes dans la chair en la comprimant avec les doigts; ces individus peuvent rester longtemps dans cet état relatif de bonne santé.

Une diarrhée chronique peut aussi être la suite d'une légère diminution dans la sécrétion des urines.

Lorsque la sécrétion de l'urine est devenue moindre, il n'est pas rare que le malade éprouve plus souvent le besoin d'uriner qu'il ne l'éprouvait auparavant, cela le porte à prétendre qu'il urine beaucoup; mais entre uriner beaucoup et souvent il y a une grande différence.

Les qualités de l'urine peuvent aussi changer, il ne s'agit pas seulement de sa couleur et de sa consistance, mais aussi de ses propriétés chimiques.

A l'état normal l'urine est toujours acide.

De même que la fermentation acide peut devenir trop forte dans l'estomac et dans les intestins, de même dans les reins l'urine peut être trop acide.

Cet excès de fermentation acide dans les reins entrave la sécrétion des urines, de sorte qu'il se produit une hydrémie.

Il arrive quelquefois que des individus ayant des maladies du foie guérissables ou incurables deviennent hydropiques, et lorsqu'on examine leur urine on trouve qu'elle contient une grande quantité d'acide.

Si nous faisons disparaître cet excès d'acide, les malades commencent à uriner; et nous les guérissons, ou du moins ils sont considérablement soulagés.

Lorsque par de simples laxatifs on exerce une excitation sur les intestins, de façon à ce qu'il y ait une défécation modérée, liquide, on augmente quelquefois la sécrétion de l'urine qui était entravée.

A de hautes doses ils produisent souvent le même effet, ils agissent comme une irritation antagoniste sur le canal intestinal, et peuvent aussi bien faire cesser l'état morbide des reins qu'ils peuvent faire cesser l'état morbide des amygdales, du palais, du cerveau ou des membres externes.

Ce n'est que dans les cas où, tout en augmentant la sécrétion de l'urine, ils font aussi cesser l'état morbide des reins, que les purgatifs antagonistes constituent une véritable méthode curative.

L'affection des reins que l'on peut guérir par une forte irritation antagoniste sur le canal intestinal est de toutes les maladies des reins celle que l'on guérit le plus facilement. Il arrive souvent que des militaires ou des charretiers ayant très-chaud et s'exposant surtout par le dos à des courants d'air, contractent un état hypérémique des reins et deviennent hydropiques.

Mais il ne faut pas confondre ces hydropisies avec d'autres qui proviennent de maladies des organes abdominaux ou d'une affection générale de l'organisme.

Celles-ci demandent un traitement spécial, tandis qu'on peut faire disparaître les premières au moyen des diaphorétiques, par la diarrhée ou tout simplement par le repos.

Lorsque l'urine est rouge et qu'il n'y a pas d'autres affections du foie, l'attention du médecin doit se diriger sur les reins.

Les douleurs dans l'hypochondre droit, l'urine étant rouge, indiquent moins une affection des reins, puisque dans les affections de foie l'urine devient facilement rouge.

Les points de côté du côté gauche, là où se trouve la rate, ne sont pas un symptôme sûr indiquant une affection des reins, l'urine étant rouge; toutefois ils méritent toute l'attention du médecin.

Les douleurs dans l'*éminence thénar* du pied et dans les talons des malades indiquent pareillement une affection des reins, dans le cas où il n'existe pas d'autres maladies du foie, de la rate, du cerveau.

L'état d'amaigrissement, avec fréquence du pouls et une coloration pâle, ou même sale de la face, est souvent la suite d'une affection des reins ; le malade se plaint de toutes sortes de sensations douloureuses très-variables.

D'autres sujets qui ont des maladies des reins, avec ou sans céphalalgie, se plaignent uniquement de douleurs dans le dos, symptôme que nous trouvons dans toutes les fièvres aiguës.

Ceux-ci ont des douleurs dans les omoplates, ceux-là dans l'une ou l'autre épaule, d'autres, enfin, se plaignent de douleurs dans les lombes.

Il n'y a que peu de malades qui nous indiquent les reins comme l'endroit douloureux.

Dans beaucoup de cas l'urine n'est ni visqueuse, ni graisseuse, ni trouble.

Des maladies essentielles du foie peuvent se transformer en affections consensuelles des reins, et réciproquement les maladies essentielles des reins peuvent se transformer en affections consensuelles du foie.

Cette transformation d'une maladie essentielle en une affection consensuelle est à prévoir, lorsque dans le traitement d'une affection primitive d'un organe nous arrivons à amender cette affection jusqu'à un certain point, et que l'amélioration s'arrête tout à coup. Dans ces cas les malades sont étonnés que la guérison, qui au commencement faisait des progrès si rapides, commence maintenant contre toute attente à traîner en longueur.

Je ne parlerai pas du développement du travail urémique et glucogénique, description que l'on trouve dans tous les livres.

Les maladies chroniques des reins avec formation de graviers ne se trahissent pas toujours par un trouble fonctionnel de l'appareil urinaire, avec ou sans douleurs.

Beaucoup de maladies (un petit nombre seulement fait exception) peuvent être des manifestations sourdes de cette affection, comme le ténesme, la constipation, la diarrhée, quelquefois une tumescence douloureuse et bien apparente de la rate et du foie, la jaunisse même, des douleurs de ventre, de la toux, des accidents asthmatiques, de la céphalalgie d'un côté, des douleurs sciatiques, du trouble dans la digestion, une grande tendance à la fermentation acide dans l'estomac et le canal intestinal, des vomituritions chroniques, de l'hystérie, et des écoulements sanguins de l'utérus.

Il y a des malades dont l'urine est alternativement d'une odeur très-fétide, ou qui est fortement acide, et qui ont périodiquement des douleurs violentes dans la région lombaire ou dans les pieds, quelquefois aussi des vomituritions et de la fièvre, et tous ces accidents morbides proviennent uniquement d'une affection des reins.

Dans beaucoup de cas de maladies de reins on voit alterner les points de côté avec de la strangurie.

D'autres malades se plaignent d'une diarrhée chronique, qui était précédée d'une diminution dans la sécrétion de l'urine.

La strangurie que produit un détritus calculeux a cela de particulier dans quelques cas qu'elle disparaît tout à coup pendant une ou deux heures pour reparaître de nouveau; quelquefois même cette réapparition ne se manifeste que pendant un moment comme l'éclair.

Chez les femmes les calculs néphrétiques sont dangereux à cause des écoulements sanguins de l'utérus qu'ils peuvent occasionner.

Les individus qui ont des calculs souffrent souvent d'une arthrite goutteuse, mais cette arthrite n'est qu'une affection réflexe des reins.

Si l'on prend en considération que la cause matérielle, mécanique de l'affection que nous nommons calculs néphrétiques produit maintenant des accidents qui diffèrent complétement de ceux qu'elle peut produire dans deux mois, c'est-à-dire tantôt une urine fétide, tantôt des coliques, tantôt du ténesme vésical, tantôt des points de côté, tantôt un malaise permanent, tantôt des vomituritions, tantôt de la toux avec une expectoration fétide, tantôt des crampes de poitrine qui étouffent le malade, si, dis-je, nous voyons l'affection de cet organe qui est produite par une cause si grossière, si palpable, se manifester par des accidents tellement variables et incertains, dont le plus petit nombre se rapportent à l'organe primitivement atteint, on ne doit plus s'étonner que le diagnostic est souvent si difficile ici.

Outre les maladies des reins, qui se manifestent par une augmentation ou une diminution de la sécrétion de l'urine, ou par la propriété acide ou alcaline de l'urine, il y a encore d'autres accidents dont la manifestation se fait d'une manière plus vague, c'est-à-dire comme dans beaucoup de maladies du foie et de la rate, seulement par des affections d'autres organes plus ou moins voisins.

Les accidents ordinaires sont des affections de la vessie et de uretères qui font que l'émission des urines se fait avec plus ou moins de douleurs.

Les points de côté attirent moins l'attention du médecin vers les reins.

Mais dans les maladies des reins il ne faut pas s'attendre dans la plupart des cas à ce que l'affection se trahisse par un trouble fonctionnel de l'organe malade, accompagné de douleurs.

Les affections des reins sont encore souvent la cause d'une faiblesse dans les extrémités inférieures, et même d'accidents paralytiques.

On trouve plus souvent du gravier dans une urine claire d'un jaune limpide que dans une urine d'une couleur foncée, trouble et qui dépose.

Il ne faut pas oublier que la matrice est dans un rapport intime avec les organes abdominaux, et que des écoulement sanguins de l'utérus proviennent quelquefois seulement d'une affection du foie ou de la rate et très-souvent seulement d'une affection des reins.

On ne doit surtout pas perdre de vue les reins dans les cas où après des fièvres gastriques aiguës on a obtenu une amélioration sensible, l'urine devenant foncée et trouble, l'amélioration s'arrête ou fait des progrès moins rapides qu'on n'aurait pu l'attendre.

Il est incontestable que dans quelques cas nous sommes sûrs d'avoir une crise lorsque l'urine est foncée et forme un dépôt épais, et que l'état maladif s'est considérablement amendé, indice qui n'a qu'une valeur symptomatique, lorsque l'amélioration, au lieu de faire des progrès, s'est plutôt arrêtée.

On rencontre des individus qui sont sujets à avoir des graviers se plaignant de tous les accidents qui accompagnent les calculs, excepté qu'ils n'ont jamais eu de douleurs pendant l'émission des urines, et si on n'avait pas déjà vu chez eux des calculs néphrétiques, on n'aurait certes pas diagnostiqué cette affection.

De l'une des causes de la périodicité de certains phénomènes pathologiques; des récidives des maladies abdominales et de la mélancolie hystérique et hypochondriaque.

Les maladies du foie et de la rate récidivent sous l'influence de la périodicité, ce qui rend souvent le traitement médical incertain.

Combien de fois ne voyons-nous pas les malades recouvrer l'apparence d'une santé parfaite; mais à peine ont-ils commencé à oublier les souffrances que la maladie leur fait endurer, que celle-ci se montre de nouveau avec quelques symptômes.

La cause la plus fréquente et la plus puissante des récidives, c'est le retour de certaines époques de l'année.

Une autre cause puissante c'est l'époque de la menstruation.

Avant d'entrer dans des considérations spéciales, générales relativement à ce sujet, nous croyons devoir relater, pour plus de clarté, un certain nombre de faits, dont les uns sont généralement connus et dont les autres le sont moins.

Tout le monde sait que les femmes bien constituées sont sujettes, lorsqu'elles ne sont pas malades, à une évacuation sanguine que l'on nomme menstruation, qui a lieu tous les 28 jours et qui dure un, deux, souvent trois jusqu'à cinq et quelquefois huit jours.

Maintenant comme d'une époque menstruelle à la suivante, il y a un intervalle de vingt-huit jours et que les mois ont trente ou trente-un jours, il en résulte que chaque mois la menstruation sera avancée de quelques jours et que les femmes sont réglées treize fois dans une année.

Il n'est pas rare de rencontrer des femmes qui ne faisant pas attention à cette différence, se plaignent d'être réglées trop tôt, car elles ne font pas attention qu'il faut compter quatre semaines, y compris le temps que dure la menstruation.

C'est un fait connu depuis longtemps que les femmes ne sont pas réglées indifféremment à toutes les époques, mais qu'il y a une loi déterminée qui préside à cette fonction.

Ainsi l'on sait qu'à une certaine époque il n'y a presque pas de femmes qui soient réglées, tandis qu'à une autre époque un grand nombre de femmes sont réglées en même temps.

On peut diviser les femmes en deux grandes classes par rapport à cette fonction spéciale.

Pour chacune de ces classes, la menstruation a lieu à une époque différente. Les femmes de la même classe sont toutes réglées dans le courant de huit jours, ces huit jours passés on rencontre peu de femmes qui aient leurs menstrues, douze jours après vient l'époque initiale de la menstruation de la deuxième classe, dont les sujets sont de nouveau réglés dans le courant de huit jours.

Supposons que la menstruation d'une femme ait commencé le premier du mois pour finir le 8, dans les cas où les menstrues de cette femme durent huit jours. Chez une autre dont la menstruation ne dure que trois jours, elle cessera encore le 8, en supposant qu'elle commence le 5 du même mois, de façon qu'à l'état normal il y a vingt-un, vingt-cinq ou vingt-six jours d'intervalle entre les deux époques menstruelles.

Par des causes accidentelles les femmes peuvent être réglées en dehors de ces grandes époques, mais ordinairement elles rentrent dans leur classe après quelques années. Les femmes malades, les jeunes et les vieilles sont plutôt sujettes à ces irrégularités.

Ces époques sont exactement les mêmes dans tous les pays et chose curieuse les singes femelles sont sujets à des écoulements périodiques aux mêmes époques que les femmes.

La cause de l'époque menstruelle ne réside pas dans l'individu, c'est une *cause universelle*, une loi de la nature qui domine dans tous les êtres qui sont sujets à ce phénomène.

La lune n'exerce aucune influence sur l'époque menstruelle, sans cela les deux grandes époques dont nous venons de parler ne pourraient pas avoir lieu, elles coïncident avec toutes les phases de la lune.

Ordinairement, la menstruation est avancée au printemps et retardée en automne, sous l'influence d'une cause générale.

Un fait moins généralement connu, c'est que les hommes sont aussi sujets à un dérangement plus ou moins marqué qui coïncide avec l'époque des menstrues de la femme. Chez les hommes jeunes et robustes c'est moins visible, mais chez les hommes d'une santé languissante, d'une constitution faible, ou chez ceux qui ne sont plus dans la plénitude de leurs forces, on observe dans le courant de quatre semaines un certain malaise qui dure un, deux ou trois jours ; ces individus sont mécontents, moins actifs, plus paresseux que d'ordinaire; la coloration de leur face est plus foncée, leur urine devient souvent trouble, leur digestion ne se fait pas bien. Les sujets qui ont des hémorrhoïdes, sont surtout à cette époque plus que les autres sous l'influence de cette loi naturelle, et pendant ce temps les pertes sanguines hémorrhoïdales sont aussi à l'ordre du jour. Après deux ou trois jours ces phénomènes disparaissent d'eux-mêmes, sans le secours d'aucun médicament.

De ce que nous venons d'exposer, il résulte que dans le cas où la menstruation se trouve supprimée par une cause ou une autre, le médecin aura beau employer ses médicaments, cela ne servira à rien, s'il n'attend pas la grande époque à laquelle appartient l'individu en question; mais le moment propice arrivé, l'art, en réunissant ses ressources aux forces générales de la nature, aura une action plus efficace et produira, à l'aide des médicaments les plus simples, des résultats plus beaux qu'on aurait pu en obtenir avant par les médicaments les plus puissants.

Remarquons en passant, et certes le fait est intéressant, que dans plusieurs contrées de l'Orient, les causes qui produisent la périodicité sont beaucoup plus marquées, à tel point qu'il y a beaucoup d'individus qui sont atteints en même temps d'un certain malaise.

Dans ces cas, le médecin philosophe pourra déterminer d'avance chez les jeunes sujets, l'organe qui plus tard deviendra le siége d'une maladie chronique, car les causes qui produisent la périodicité indiquent, d'une manière précise, les organes faibles et c'est juste dans les organes faibles que se manifeste cette indisposition d'une façon qui lui est propre.

Voilà pourquoi certaines causes morbifiques peuvent exercer une action délétère sensible sur l'organisme, tandis qu'à d'autres époques elles donnent lieu aux symptômes les plus alarmants, entre autres aux attaques périodiques des aliénés et des épileptiques.

L'irritabilité et la sensibilité sont beaucoup plus actives et plus exaltées à l'époque de la périodicité que pendant l'intervalle qui sépare les époques périodiques. A l'approche de cette époque, il n'est pas rare de voir des hommes se laisser aller à des excès étranges vis-à-vis de leurs amis les plus intimes.

Quel est le médecin praticien qui n'a pas eu occasion de faire l'observation suivante, qui n'a pas laissé de le surprendre : un beau jour on le demande pour une certaine maladie, le lendemain on vient encore le demander pour une forme de maladie tout à fait semblable à la première, qu'il rencontre ainsi cinq ou six fois dans l'espace d'une semaine. Alors elle disparaît tout à coup complétement pour toujours, ou elle se montre de nouveau à des intervalles indéterminés, mais toujours chez plusieurs sujets à la fois. Par conséquent les influences épidémiques rentrent dans le cycle de la périodicité et produisent l'apparition de certains groupes de maladies. Qu'on nous permette de citer quelques faits tirés du règne animal qui ont beaucoup d'analogie avec celui que nous venons d'indiquer. Le chasseur, sans être un observateur très-attentif, est souvent surpris que son chien dont il connaît l'ardeur et la finesse d'odorat poursuit pendant plusieurs jours le gibier avec moins de feu, son flair est moins sûr, il découvre moins facilement les pistes et lorsqu'il les perd il a beaucoup de peine à les retrouver, il faut l'exciter continuellement, son aboiement est plus profond et moins sonore.

Souvent cet état se prolonge exactement pendant l'époque de la périodicité générale.

Les oiseaux de chant et surtout les rossignols présentent souvent quelque chose d'analogue à l'époque où ils chantent le plus, pendant plusieurs jours leur respiration est plus difficile; de temps à autre, ils étalent leurs plumes et mettent des intervalles plus longs avant de reprendre leur chant.

Ceux qui montent souvent à cheval sont à même de constater un fait analogue, ainsi il y a des jours où leur cheval favori montre beaucoup moins d'ardeur, de pétulance dans ses sauts, sa respiration est plus rapide, il se met plus facilement en transpiration que d'ordinaire; cela se voit surtout chez les chevaux arabes qui sont depuis peu en Europe.

Je pourrais multiplier ces analogies jusqu'à l'infini, si je ne craignais de fatiguer le lecteur.

Je ferai seulement remarquer que le médecin, qui a souvent affaire à des affections chroniques des organes, pressent cette périodicité mystérieuse, sans qu'il s'en rende bien compte, car après avoir guéri une maladie qui s'était traînée en longueur, il n'est nullement étonné de voir ses clients revenir après trois semaines le consulter pour des récidives légères, il est plutôt surpris de les rencontrer tout à fait bien portants, sans qu'ils aient eu besoin de venir le consulter de nouveau.

C'est par l'expérience et l'exercice pratique que ces médecins arrivent à soupçonner l'existence de cette périodicité mystérieuse, sans qu'ils en aient une idée bien nette et claire.

La périodicité se manifeste à l'époque équinoxiale, c'est-à-dire deux fois par an, avec une intensité plus marquée qu'aux autres époques de l'année.

Pour les maladies abdominales, dont nous nous occupons spécialement ici, l'influence qu'exercent ces époques sur les malades est encore plus sensible; quand même les symptômes objectifs manquent souvent, il n'est pas moins vrai que chez les sujets qui sont atteints de maladies du foie et de la rate, cette influence se fait sentir par un ensemble de phénomènes et de sensations subjectives, d'une manière assez apparente.

Les individus qui vont s'établir dans des pays lointains, dont la constitution géologique est tout à fait différente de celle que présente la contrée où ils sont nés, les troupes qui se rendent dans les pays étrangers ont non-seulement à souffrir des changements climatériques qui influent plus sur l'activité de la peau que sur toutes les autres fonctions de l'économie, mais ils sont aussi, et pour la même raison, plus exposés à l'action de la périodicité que les habitants de ces pays.

Dans ces circonstances on voit souvent apparaître des fièvres intermittentes et gastriques que l'on parvient bien à couper, mais elles récidivent en masse principalement à l'époque de la périodicité et les malades sont de nouveau forcés de garder le lit; ils se lèvent de nouveau et se croient guéris; pendant ce temps s'est développé le germe d'une affection de poitrine ou d'une maladie abdominale qui enlève les malades sous la forme d'une phthisie tuberculeuse ou d'autres maladies chroniques de l'abdomen, souvent ils succombent aussi par suite d'un épuisement direct que produisent les mouvements fébriles continuels, en les rendant plus ou moins anémiques.

Les jeunes soldats, que la sensibilité extrême de leur système nerveux expose plus à l'influence de la périodicité, que des individus d'une constitution robuste à cause du relâchement que présente à cette époque leur système musculaire, supportent difficilement les fatigues des manœuvres et ont alors recours aux spiritueux.

Fortifiés par cet excitant, ils résistent mieux aux fatigues de l'exercice, peu à peu ils s'habituent à relever ainsi leurs forces artificiellement et deviennent à la fin, comme tout n'est qu'habitude dans la vie, des ivrognes périodiques, ce qui doit souvent étonner et faire réfléchir les officiers observateurs qui voient ces changements.

Dans le traitement des maladies abdominales chroniques, il ne faut par conséquent pas oublier d'employer de temps en temps le remède qui avait déjà antérieurement soulagé le malade, puisque dans la plupart des cas, on n'a pas seulement à lutter contre l'affection de l'organe, mais aussi contre la disposition congénitale qui, par la moindre excitation, peut reproduire la même maladie.

Les maladies qui naissent accidentellement ou par des influences épidémiques, sont en général faciles à guérir. Ce n'est que la disposition congénitale d'une certaine affection qui donne à la maladie, quelle que soit la cause qui l'ait produite, le caractère de l'opiniâtreté.

Nous sommes entré dans des détails si circonstanciés à cause des malades, dont l état général s'est amélioré par un traitement quelconque, qu'il faut les prévenir que, si dans leurs maladies chroniques, ils voient survenir de temps en temps des récidives légères, pour arriver à des résultats complétement satisfasants, ils n'ont qu'à agir énergiquement à l'époque même de la périodicité avec les médicaments qui ont amené la première amélioration.

On doit donc suspendre l'emploi de ce médicament pendant que le malade se sent mieux et le réserver prudemment pour l'époque critique de la périodicité, afin de ne pas gaspiller inutilement l'agent thérapeutique. De là, il résulte que si l'on est arrivé à un certain résultat par l'emploi d'un médicament, que l'on a suspendu ensuite, il faut de nouveau le reprendre pendant quelques jours, lorsque les ressorts de l'organisme sont détendus. Souvent, un ou deux jours suffisent pour arriver au résultat désiré.

Du Régime.

Lorsque les acides, qui se forment dans l'estomac ou dans l'intestin, proviennent de l'état morbide des organes abdominaux, il persiste souvent chez ces individus, même lorsque l'affection principale a disparu, une tendance à rappeler les acides, qui se manifeste par la pyrosis et d'autres sensations désagréables.

Dans ces cas, il faut prescrire un certain régime.

Il faut engager ces personnes à manger et à boire avec modération, ce ne sont pas seulement les propriétés digestives des aliments qui produisent une fermentation acide dans l'estomac, elle provient aussi de la disproportion qui existe entre la quantité des aliments et les forces digestives.

Mais, il est parfois difficile, pour les individus qui sont sujets à ces fermentations de manger avec modération, car souvent ils ont une faim qu'ils ne peuvent apaiser.

Toutes les soupes, quel que soit le nom qu'elles portent, sont nuisibles à ces personnes. Cependant, les bouillons de veau et de poules produisent plus facilement cette fermentation acide qu'un bouillon léger de bœuf qui n'est pas gras.

Des enfants auxquels on donne trop de soupes à manger, présentent souvent la fermentation acide de l'estomac.

Comme cette fermentation affaiblit tout le système digestif, on voit se développer bientôt des hémorrhoïdes chez ces individus, si l'on ne guérit pas l'affection. Car tout ce qui diminue les forces digestives pour un temps prolongé, que ce soient les acides de l'estomac ou de l'intestin ou toute autre médication nuisible, favorise les affections hémorrhoïdales et la constipation.

Ceux qui ont eu occasion d'observer des affections hypochondriaques et hystériques n'ignorent pas que de tous les légumes qui chez ces malades produisent une fermentation acide du canal intestinal, accompagnée d'une quantité immense de gaz intestinaux, il faut citer les navets en première ligne.

Remarquons ensuite que, lorsque des enfants, dont la faculté digestive est faible et qui ont une grande prédisposition à cette fermentation acide mangent souvent et de préference des carottes, elles produisent, ainsi que les navets, très-souvent cette fermentation dans leurs faibles intestins ; du reste chez les enfants, les carottes passent par le canal intestinal, sans qu'elles aient été digérées.

Donc les navets, les carottes, les choux et d'autres racines qui contiennent du sucre, produisent facilement la fermentation acide.

Les hypochondriaques qui sont enclins à ces fermentations s'abstiennent instinctivement de manger des légumes, des viandes grasses et des mets de farine, ils préfèrent les viandes rôties.

La viande grasse, les viandes rôties dans du beurre, ainsi que les grives, les canards, les bécasses sont difficiles à digérer.

On digère souvent facilement les poissons qui proviennent de rivières ayant des lits pierreux. Si beaucoup de personnes ne les digèrent pas ou difficilement, cela tient plutôt à la manière dont ils ont été préparés.

Le pain sûr est en général digéré difficilement, ainsi que le pain frais et celui qui est fait avec de la levûre.

Quelques personnes se trouvent bien du lait, leurs garde-robes sont régulières et l'urine abondante, tandis qu'il affaiblit d'autres personnes et les constipe.

Du lait bouilli avec de la farine et de la semoule, exige une bonne digestion.

Il est donc nécessaire que chacun apprenne à connaître sa constitution et exerce son esprit d'observation en premier lieu, sur son propre organisme.

Ce ne sont pas seulement les aliments et les boissons sûrs qui produisent la fermentation acide, ce sont plutôt ceux qui dans l'estomac passent à l'état de ferments.

Ceux qui ont des affections abdominales, doivent s'abstenir de boire de la bière à leurs repas.

Il faut aussi s'abstenir de boire des vins acides.

Il vaut mieux boire du vin après les repas que pendant les repas. La règle hygiénique de boire un verre de vin après avoir mangé la soupe, n'est pas rationnelle. Cela n'est bon que pour ceux dont la faculté digestive est dans un état parfait, et ce n'est pas de ceux-là que nous avons à nous occuper ici.

Il est facile à comprendre, que les vins nouveaux sont nuisibles à l'estomac, puisqu'ils continuent d'y fermenter.

Ceux qui ont eu occasion d'observer les effets que produit le vin sur des hommes, dont les facultés intellectuelles ne sont pas les mêmes, ont pu voir que des sots et des imbéciles, après avoir pris une certaine quantité de vin, finissent par nous ennuyer et nous être à charge, d'autres cependant, sont muets et conservent des manières convenables, tandis qu'il n'en est pas de même des hommes intelligents, d'un esprit vif et piquant ; lorsqu'ils ont pris quelques verres d'un vin généreux leur conversation devient plus vive, plus animée, ils ne tarissent pas de lancer des saillies et une masse de bons mots, ils conservent parfaitement la mémoire, qui est d'une mobilité extrême et leur fait faire des sauts prodigieux que des têtes bornées ne peuvent comprendre, parce qu'ils ne peuvent pas suivre l'association de leurs idées, et alors ils les croient ivres ou même fous.

On a prétendu qu'il était bon pour les hypochondriaques de monter à cheval.

Lorsque l'hypochondrie provient de maux de tête et non d'une affection abdominale, alors cet exercice peut être salutaire pour ceux qui y étaient déjà habitués auparavant ; cependant il vaudra mieux pour eux d'aller au pas ou au galop que de trotter. Mais pour les hypochondriaques, dont la maladie provient d'un état morbide du foie, de la rate ou des reins, cela ne leur est en général d'aucune utilité.

Lorsqu'on voudra recommander à un hypochondriaque de monter à cheval, il essayera d'abord avec modération cet exercice et on pourra alors juger quel effet cela aura produit sur lui.

Si on croit pouvoir lui permettre de continuer, il le fera plutôt le matin que l'après-midi, car cet exercice retarde même la digestion de ceux dont l'estomac est dans un état parfait.

DES MÉDICATIONS

QUE L'ON EMPLOIE ORDINAIREMENT DANS LES MALADIES DONT NOUS VENONS DE PARLER.

De la saignée.

C'est certainement une chose fort curieuse que de voir la pleurésie s'amender considérablement pendant ou immédiatement après une saignée ; 12 heures après et quelquefois plus tôt encore le malade ne sent plus rien du tout.

Mais est-ce l'émission sanguine qui par elle-même produit ce grand soulagement? cela ne se peut pas, car s'il en était ainsi, comme le sang qui a été retiré de l'économie ne peut pas être remplacé si vite, le bon effet qui a été produit, devrait persister d'une façon plus durable.

Il s'ensuit que ce n'est pas l'émission de sang elle-même, mais bien l'antagonisme qu'elle provoque dans toute la machine du corps qui produit cet effet, et l'on est ainsi arrivé à l'idée de remplacer par d'autres moyens cet antagonisme de tout le corps, produit et entretenu par des émissions sanguines répétées et abondantes.

Dans les maladies du foie où la plèvre est consensuellement atteinte, et que l'on prend souvent pour une pleurésie, il est surtout facile de constater l'effet funeste que produisent les saignées répétées.

Dans beaucoup de cas la guérison de l'organe à laquelle on croit être arrivé n'est pas réelle, l'affection de l'organe a été simplement réduite à un degré moindre. Non-seulement elle persiste mais elle devient chronique, de sorte qu'il devient beaucoup plus difficile de la guérir qu'on n'aurait pu le faire au début de la maladie, en employant le médicament qui agit sur cet organe.

Si maintenant on réfléchit combien nous nous exposons à être trompés dans beaucoup de cas sur l'effet que produit la saignée, et combien les médecins qui ne font attention qu'à sa force antiphlogistique sont tentés de rapporter l'effet qu'elle produit en guérissant ou en amendant une maladie à la nature phlegmatique de cette maladie.

Si l'on réfléchit en outre que dans des cas très-nombreux, loin de guérir, la saignée est nuisible, sans que cela paraisse, et que l'imagination du médecin a alors le champ libre pour lui attribuer toutes sortes d'effets cachés et merveilleux, il ne faut plus s'étonner que, malgré le grand nombre de traités sur les saignées que la littérature possède, nous soyons aussi avancés à la fin qu'au commencement au point de vue pratique.

Ces médecins qui ne voient dans la saignée que le bon côté et jamais le mauvais, qui ne se contentent pas d'en faire seulement lorsqu'il en faut, en un mot, ceux qui de la saignée ont fait leur seconde nature donnent constamment des suites funestes et même mortelles qu'elle peut avoir une explication favorable. Ils aiment les attribuer aux causes les plus invraisemblables plutôt que de les mettre sur le compte de leur panacée.

Les douleurs rhumatismales qui sont cependant si diverses par leur nature sont souvent traitées par les émissions sanguines locales ou générales.

Ce qu'il y a de vicieux dans cette méthode appliquée aux maladies de ce genre ressort clairement du fait que les maladies des organes abdominaux et du cerveau produisent souvent des affections rhumatismales symptomatiques.

Je laisse pour ce qu'elle vaut l'opinion qui prétend que l'augmentation de la douleur par la pression extérieure indique un état phlegmatique. Je ne ferai qu'une seule observation : En supposant que l'augmentation de la douleur par la pression extérieure sur un organe malade indique l'inflammation de cet organe, comment dans les affections douloureuses de l'intestin, où le ventre est quelquefois si sensible pour toute pression extérieure, pourrait-on comprendre que si, se basant sur cette méthode et croyant avoir à faire à une entérite ou à une péritonite, on voit quelques cuillerées d'un médicament faire disparaître cette sensibilité pour l'attouchement.

Traitement par les vomitifs.

Attaquer un organe sain pour guérir un organe malade ; c'est là une médication tellement efficace qu'il est incontestable qu'avec son aide on peut ramener beaucoup d'organes malades à leur état, aussi bien des organes internes que des organes externes.

Je ferai d'abord remarquer relativement à cette médication par antagonisme que si elle peut guérir beaucoup d'organes malades, il ne serait pas exact de vouloir prétendre qu'elle amène toujours une guérison réelle.

Souvent elle est employée, sans que les résultats obtenus

répondent à ce que le médecin en attendait, par conséquent elle est incertaine comme tous les traitements par antagonisme.

Comme j'ai déjà dit que l'on guérit par les vomitifs des affections de beaucoup d'organes, il va de soi que dans ces cas de guérison on guérit en même temps les fièvres aiguës qui en dépendent. Donc quand les partisans du traitement par les émétiques se vantent d'avoir coupé dès le début des fièvres aiguës par un seul vomitif, ils disent vrai.

Mais si l'on voulait comparer le nombre de ces cas de fièvres aiguës qu'ils ont été assez heureux de couper dès le commencement avec le nombre de cas, où loin d'arriver à la guérison, il n'y a même pas eu d'amélioration, et enfin avec le nombre de ceux, où après avoir employé les vomitifs, ils ont vu tôt ou tard que l'état du malade avait empiré, ils devraient, il me semble. quelque peu hésiter à nous vanter les vomitifs comme panacée, et ils pourraient même se demander, quand ils voient l'état de leur malade s'aggraver après l'emploi d'un émétique, si cette aggravation ne doit pas être attribuée à l'émétique.

On irrite très-souvent les engorgements des intestins par les cahots en montant à cheval ou en allant en voiture.

A la suite des secousses produites par le vomissement volontaire j'ai pu sentir les engorgements du foie, qui à l'état normal n'étaient pas apparents, mais qui par suite d'une vomiturition étaient devenus appréciables même au toucher.

De sorte qu'on ne peut pas toujours être sûr, lorsqu'on est appelé chez des malades qui ont la fièvre, s'ils n'ont pas d'anciennes lésions de ce genre dans le ventre, qui échappent à notre examen.

Par l'emploi des vomitifs on peut provoquer des calculs biliaires qui jusque-là étaient restés à l'état latent.

Il y a des états fébriles dépendant d'une manière consensuelle d'une affection du foie. La sécrétion de la bile est augmentée ici, et cette bile sécrétée en trop grande quantité est si âcre que, par l'excitation qu'elle exerce sur le canal intestinal, tout l'organisme se trouve dans un état d'irritation très-intense, ce qui fait que le premier stadium de ces fièvres est souvent si violent.

On emploie avec succès les émétiques dans ces cas, car ils éloignent l'irritation matérielle, chimique, et ils font disparaître le premier stadium de ces fièvres, mais d'un autre côté ils agissent par antagonisme sur les conduits biliaires, et diminuent ainsi, ou ramènent à son état normal, le mouvement sécréteur trop intense des canaux biliaires.

Abstraction faite de ce qu'on peut faire disparaître cette bile âcre aussi bien en la neutralisant qu'en l'éloignant, je ne peux pas m'expliquer qu'on choisisse justement cette fièvre, la plus facile à guérir, comme modèle, comme type de toutes les fièvres biliaires.

Quant aux phénomènes qui nous montrent comment nous pouvons employer avantageusement les vomitifs, j'ajouterai ce qui suit :

Ce goût amer, comme devant indiquer la présence morbide de la bile dans l'estomac, est un indice trompeur, cela résulte d'une manière évidente de ce fait que dans la jaunisse, où il n'y a pas d'épanchement de bile dans l'estomac et le canal intestinal, les malades se plaignent fréquemment d'un goût amer tout à fait insupportable.

Le sentiment de surexcitation, de plénitude de l'estomac qui à des degrés divers peut aller jusqu'à l'anxiété dans les fièvres bilieuses est, dans un plus grand nombre de cas, l'indice d'une affection plus avancée du foie que ne l'est un épanchement bilieux simple dans l'estomac.

On peut guérir l'affection du foie par l'emploi des vomitifs, seulement lorsqu'elle dépend de cette dernière cause, c'est-à-dire d'un épanchement bilieux simple. Mais dès qu'il s'agit d'un degré plus élevé de l'affection du foie, les vomitifs deviennent certainement nuisibles.

Pour ce qui est de la langue chargée, sale que l'on indique comme un signe certain de ces épanchements dans l'estomac et les intestins, je ferai remarquer que c'est précisément dans les cas, où l'on constate un épanchement considérable bien réel de bile altérée dans l'estomac et le canal intestinal, que la langue n'est pas d'un jaune sale et villeuse, mais elle se présente plutôt avec une coloration rose qui s'étend de même sur l'arrière-bouche et l'œsophage.

Toutes les fois que la langue présente une coloration très-sale, on peut être sûr que la maladie a fait des progrès considérables.

Si pendant le traitement de la maladie, la langue qui, au début des fièvres aiguës, est chargée, mais avec une coloration blanchâtre, devient d'un gris brun sale, c'est là un indice que la maladie n'a pas été bien traitée, car plus l'organe malade revient à son état normal, plus aussi la langue doit reprendre sa couleur habituelle.

Du reste, il y a des hommes qui à la moindre indisposition ont la langue très-sale, cela dépend d'une particularité de ces corps qu'on ne peut expliquer.

Si les émétiques sont quelquefois préconisés outre mesure, cela vient de ce qu'on ne porte son attention que superficiellement et sous un seul point de vue sur l'effet qu'ils produisent et qu'on ne se donne pas la peine de peser au juste leurs avantages et leurs désavantages, et qu'il est beaucoup plus facile et plus commode de traiter les maladies au hasard par les vomitifs et les purgatifs que de chercher le médicament propre qui doit agir sur l'organe : le rude et le grossier trouveront toujours plus de partisans que ce qui est sensé et circonspect, puisque dans le premier cas cela marche tout seul tandis qu'il faut de la réflexion dans l'autre.

Traitement par les purgatifs.

Ce qui a été dit des vomitifs peut s'appliquer pareillement aux purgatifs.

Ici comme chez les premiers, on n'a pensé qu'au bon côté, c'est-à-dire quand ils guérissent, et on a perdu entièrement de vue les effets nuisibles qu'ils produisent.

On est même allé jusqu'à confondre les deux expressions de traitement médical et purger comme deux synonymes.

Il est incontestable, et on peut le voir tous les jours, que chez les individus qui ont des hémorrhoïdes et qui souffrent de constipation congénitale ou acquise, on obtient de très-beaux résultats rien que par l'emploi des purgatifs.

Le traitement par les purgatifs produit souvent des résultats favorables d'une manière mécanique, en éloignant des masses fécales qui irritent les intestins, causent des inquiétudes au malade, lui donnent le sentiment d'une plénitude permanente de l'estomac, entravent la circulation du sang dans ces parties et y empêchent la résorption des fluides qui doivent concourir à la nutrition du corps et de la sorte le malade devient faible et anémique.

Voilà comment il se fait qu'après l'emploi en temps opportun d'un purgatif le regard devient plus vif, plus animé, l'activité des reins est augmentée, les sens qui étaient pour ainsi dire couverts d'un brouillard épais reprennent leur finesse, le désir de la sociabilité renaît, la gêne que ces individus éprouvaient dans l'exercice des fonctions respiratoires, vient à cesser, ainsi que l'indécision morale; enfin ces hommes se livrent avec plus de résolution et de plaisir à leurs occupations et ils sont alors naturellement si enchantés de l'efficacité de la méthode des purgatifs, qu'ils la recommandent en fanatiques à toute l'humanité souffrante.

De même dans les pays où les hémorrhoïdes sont très-fréquentes, les malades prennent tout d'abord, sans consulter le médecin, des purgatifs à cause des résultats favorables qu'ils produisent.

Toutefois lorsque la maladie provient d'affection grave d'un organe qui est accompagné de constipation, la méthode des purgatifs ne réussit souvent pas et peut même rendre l'affection de cet organe plus intense, et alors ce n'est pas l'évacuation des matières fécales qui devient nuisible au malade, mais l'action dynamique qui augmente l'affection de l'organe primitivement malade et qui souvent entretient plus tard une diarrhée.

On comprend facilement que des médecins qui ne connaissent pas de médicaments spéciaux pour agir sur les organes, prescrivent les purgatifs.

Car n'est-ce pas par eux que l'on coupe les fièvres intenses, que l'on ranime l'activité des reins qui dans la plupart des fièvres est suspendue; par eux, la circulation est régularisée, la gêne dans la respiration et l'anxiété qu'éprouve le malade viennent à cesser, les masses fécales qui ont pu s'accumuler sont éloignées et par ce seul médicament un malade d'une constitution robuste peut entrer en convalescence.

Dans les pays plats fertiles qui présentent un terrain argileux, riche en humus, les plantes purgatives jouissent d'une grande faveur et sont employées fréquemment, et si les habitants de ces contrées s'en emparent avec une si grande activité, cela tient plutôt à un besoin réel, car cette disposition géologique du terrain jointe à la particularité que l'eau contient aussi beaucoup de chaux, favorise surtout le travail hémorrhoïdal. Dans de telles contrées, la paresse de la fonction intestinale et la coloration jaune de la face ne dépendent pas autant de l'influence de l'air malsain que de la vénosité hémorrhoïdale prédominante qui dans ces pays est excessivement commune.

L'effet salutaire que produisent les purgatifs dans les fièvres hépatiques que les malades emploient le plus souvent dans ces maladies, ainsi que les vomitifs, ne doit pas être attribué seulement à l'évacuation des substances nuisibles, mais aussi à l'irritation du canal intestinal qui diminue l'activité morbide trop intense de l'organe secréteur de la bile. S'il n'en était pas ainsi, la guérison des fièvres hépatiques par les évacuations de l'intestin serait impossible.

Mais comme l'intensité de l'irritation intestinale est quelque chose de très-relatif et que l'effet qu'on produit dépend en partie du degré d'irritation du canal intestinal et en partie de celle des conduits biliaires, il est facile de comprendre que le même médicament produira dans les divers corps des effets tout à fait différents qu'il est impossible de prévoir d'avance. Par conséquent ce traitement par antagonisme est incertain aussi bien que toutes les autres espèces de médication par antagonisme. Mais si l'on doutait de cette influence d'une irritation grave de l'intestin sur les conduits biliaires et qui consiste à diminuer leur activité, on n'aurait qu'à se rappeler le prodrome de la dyssenterie.

La couleur grise des matières fécales est l'indice le plus sûr d'une dyssenterie éminente; elle provient de l'irritation si intense de l'intestin que nous observons dans la dyssenterie, car cette irritation intestinale diminue la sécrétion de la bile par antagonisme.

Traitement antagoniste par les irritants de la peau.

Les médicaments sudorifiques sont employés moins souvent aujourd'hui qu'ils ne l'étaient jadis. Il est hors de tout doute que l'on peut aussi guérir beaucoup d'affections des organes par ces médicaments, quoiqu'ils soient en général moins efficaces que les purgatifs et les vomitifs.

On peut ramener beaucoup d'organes malades à leur état normal, non-seulement par le traitement sudorifique, mais aussi par d'autres agents qui irritent la peau. C'est par ce dernier moyen que l'on arrive assez souvent le plus vite à son but dans les affections des muscles, des ligaments articulaires et des troncs nerveux, lorsque ce sont réellement des affections primitives de ces organes. Mais lorsqu'elles sont d'une nature consensuelle dépendant d'une affection primitive d'un organe interne ou si elles ne sont que symptomatiques d'un état morbide prédominant de tout l'organisme, alors ces agents ne répondent quelquefois que peu et souvent pas du tout à ce que nous en attendions, et, dans ces cas, ils ne font, à mon avis, que retarder inutilement la guérison.

Dans les affections intestinales qui se manifestent comme des coliques, on ne peut employer ni clystères, à cause de la contraction du rectum, ni médicaments internes à cause des vomissements continuels, de sorte que l'on se trouve forcément réduit à employer les médicaments externes, et avec quelle efficacité ne voyons-nous pas agir, dans ces cas, les frictions que l'on fait sur le ventre avec les médicaments spiritueux?

Dans les affections de beaucoup d'organes internes, on n'obtient aucun résultat, en employant les médicaments diaphorétiques ou les irritants de la peau.

Au contraire, ils nous induisent souvent en erreur. Ils font bien disparaître la douleur par l'irritation antagoniste qu'ils produisent, mais ils ne changent rien à l'état morbide de l'organe, qui reste ce qu'il avait été auparavant.

On emploie les sudorifiques beaucoup plus souvent dans les pays montagneux, que dans les plaines. Dans ceux-là, les refroidissements sont plus fréquents, mais sans être aussi souvent accompagnés de symptômes gastriques bilieux.

On remarque, que chez les habitants des montagnes, les organes contenus dans la cavité abdominale s'éloignent moins de l'état normal.

Souvent dans des fièvres violentes, qui sont la suite de refroidissements, il s'agit tout simplement de rétablir la régularité de la circulation du sang, de rendre à la respiration cutanée son activité normale, pour que la santé revienne de soi-même à son état habituel.

A cause de la complication qu'amènent fréquemment les symptômes gastriques et bilieux dans les pays plats, et à cause de la vénosité hémorrhoïdale si fréquente dans ces contrées, les habitants emploient moins souvent les sudorifiques, parce que les résultats qu'on en obtient ne sont pas si favorables et que la transpiration, à cause de cette complication dans les organes abdominaux, n'amène pas les crises qui sont d'une si grande importance.

La nature guérit sans le secours de l'art.

La nature guérit un organe malade, en épuisant tout le corps.

Tous ceux qui ont fait attention à ces guérisons produites par la nature, auront remarqué que l'épuisement doit être arrivé à un degré extrême, avant qu'un organe, s'il est atteint avec une certaine intensité, ne revienne à son état normal.

Le traitement préconisé par les écoles dans le typhus, ne contribue presque en rien à sa guérison. C'est la nature qui, en épuisant tout le corps, ramène l'organe malade à son état normal. Dans cette maladie nous voyons agir une véritable médication par la faim, non prescrite par l'art, mais instituée par la nature elle-même.

Les médicaments que recommandent ici les écoles, peuvent contribuer quelque peu à la guérison, tout au plus en activant l'épuisement; il est donc incontestable qu'ils ne jouent, dans ce cas, qu'un rôle secondaire.

Il arrive quelquefois, que la nature guérit par l'épuisement de tout le corps une affection d'un organe que l'art n'a pas pu guérir, quoiqu'on connaisse l'organe atteint et qu'on ne manque pas de médicaments spécifiques.

On fait des observations très-curieuses de ce genre, souvent une hépatite épidémique aiguë s'empare d'un foie qui, depuis longtemps, est atteint d'un mal chronique.

Si dans ces cas, la nature guérit, elle guérit non-seulement le nouveau mal aigu, mais aussi, et en même temps, le mal chronique, en épuisant tout le corps.

Le traitement spécial et expérimental fera le sujet de la seconde partie.

Paris. — Imprimé par E. Thunot et Ce, 26, rue Racine.

www.ingramcontent.com/pod-product-compliance
Ingram Content Group UK Ltd.
Pitfield, Milton Keynes, MK11 3LW, UK
UKHW021015220726
13924UKWH00002B/994